Sudip Bhattacharya
J. S. Thakur

Implementação do Quadro de Monitorização Global para as DNT no Norte da Índia

AF526286

Sudip Bhattacharya
J. S. Thakur

Implementação do Quadro de Monitorização Global para as DNT no Norte da Índia

ScienciaScripts

Imprint
Any brand names and product names mentioned in this book are subject to trademark, brand or patent protection and are trademarks or registered trademarks of their respective holders. The use of brand names, product names, common names, trade names, product descriptions etc. even without a particular marking in this work is in no way to be construed to mean that such names may be regarded as unrestricted in respect of trademark and brand protection legislation and could thus be used by anyone.

Cover image: www.ingimage.com

This book is a translation from the original published under ISBN 978-3-659-88823-6.

Publisher:
Sciencia Scripts
is a trademark of
Dodo Books Indian Ocean Ltd. and OmniScriptum S.R.L publishing group

120 High Road, East Finchley, London, N2 9ED, United Kingdom
Str. Armeneasca 28/1, office 1, Chisinau MD-2012, Republic of Moldova, Europe
Managing Directors: Ieva Konstantinova, Victoria Ursu
info@omniscriptum.com

Printed at: see last page
ISBN: 978-620-8-56128-4

Copyright © Sudip Bhattacharya, J. S. Thakur
Copyright © 2025 Dodo Books Indian Ocean Ltd. and OmniScriptum S.R.L publishing group

Conteúdo

Capítulo 1

INTRODUÇÃO

As doenças não transmissíveis (DNT) são a principal causa de morte no mundo. A maioria destas mortes é atribuída a doenças cardiovasculares, diabetes, cancros e doenças respiratórias crónicas. O fardo combinado destas doenças está a aumentar nos países, populações e comunidades com rendimentos mais baixos, onde impõem custos elevados e evitáveis em termos humanos, sociais e económicos. Os principais factores de risco são o aumento da pressão arterial, seguido do consumo de tabaco, do aumento da glicose no sangue, da inatividade física e do excesso de peso e obesidade[1].

As doenças não transmissíveis são as principais causas de morte na região do Sudeste Asiático, provocando 7,9 milhões de mortes por ano[2]. As doenças cardiovasculares causaram quase três milhões de mortes na região. As doenças isquémicas do coração e os acidentes vasculares cerebrais são responsáveis pela maioria das mortes por doenças cardiovasculares. Estima-se que existam oitenta milhões de pessoas diabéticas na região[2]. Além disso, estima-se que ocorram anualmente 1,7 milhões de novos casos de cancro, que causam cerca de um milhão de mortes por ano[2].

De acordo com o relatório publicado pela OMS, a Índia ocupa um lugar de destaque entre os países afectados pela onda crescente de "mortes prematuras" causadas por doenças não transmissíveis. Estas doenças são uma consequência da crescente riqueza das classes médias e do agravamento das condições de saúde das pessoas que vivem abaixo do limiar de pobreza. A epidemia de doenças não transmissíveis atinge desproporcionadamente as pessoas de posições sociais mais baixas. As doenças não transmissíveis e a pobreza criam um ciclo vicioso em que a pobreza expõe as pessoas a factores de risco comportamentais para as doenças não transmissíveis e, por sua vez, as doenças não transmissíveis daí resultantes podem tornar-se um importante motor da deslocação descendente que conduz as famílias à pobreza. As doenças não transmissíveis são responsáveis por 53% de todas as mortes[3].

Os custos significativos para os indivíduos, as famílias, as empresas, os governos e os sistemas de saúde têm um impacto macroeconómico importante. As doenças cardiovasculares, os acidentes vasculares cerebrais e a diabetes causam anualmente perdas de milhares de milhões de dólares em termos de rendimento nacional nos países mais populosos do mundo. A análise económica sugere que cada aumento de 10% das doenças não transmissíveis está associado a uma redução de 0,5% das taxas de crescimento económico anual[3]. Os impactos socioeconómicos das doenças não transmissíveis estão a afetar os progressos realizados na consecução dos Objectivos de Desenvolvimento do Milénio (ODM) das Nações Unidas. Os ODM que visam a saúde e as determinantes sociais, como a educação e a pobreza, estão a ser contrariados pela epidemia crescente de doenças não transmissíveis e respectivos factores de risco.

A monitorização e a avaliação do programa (M e E) são componentes importantes de um programa e são fundamentais para um planeamento estratégico sólido. O controlo e a avaliação de um programa requerem a identificação de diferentes indicadores. Estes indicadores medem as entradas, o processo, as saídas e os resultados. A declaração política da reunião de alto nível da Assembleia Geral das Nações Unidas sobre a prevenção e o controlo das doenças não transmissíveis (Nova Iorque, setembro de 2011) solicitava o desenvolvimento de um quadro global de monitorização abrangente, incluindo um conjunto de metas e indicadores globais voluntários, e opções para reforçar e facilitar a ação multissectorial para a prevenção e o controlo das doenças não transmissíveis através de uma parceria eficaz.Em resposta aos desenvolvimentos acima referidos, a OMS desenvolveu um quadro de monitorização global abrangente para a prevenção e o controlo das doenças não transmissíveis, que foi aprovado pela 66.ª Assembleia Mundial da Saúde (AMS) em maio de 2013. A AMS adaptou ainda mais o quadro de monitorização global abrangente para a prevenção e o controlo das doenças não transmissíveis, incluindo um conjunto de nove metas voluntárias e vinte e cinco indicadores que podem ser aplicados em contextos regionais e nacionais. Estas metas e indicadores voluntários visam monitorizar as tendências e avaliar os progressos realizados na aplicação das estratégias e planos nacionais em matéria de doenças não transmissíveis, prevendo-se a inclusão de metas e indicadores adicionais em função das situações específicas de cada país. O governo da Índia lançou o Programa Nacional de Prevenção e Controlo do Cancro, da Diabetes, das Doenças Cardiovasculares e do Acidente Vascular Cerebral (NPCDCS) em 2011, através da fusão do programa nacional de controlo do cancro. O programa está a ser implementado em 100 distritos e será alargado para cobrir todos os distritos do país de forma faseada durante o 12.º plano quinquenal. O desenvolvimento dos quadros e objectivos nacionais de monitorização das DNT baseou-se num processo de consulta com as partes interessadas relevantes. Em fevereiro de 2013, foi realizada uma consulta em Nova Deli com a participação das principais partes interessadas para analisar a situação atual da vigilância das DNT na Índia. Subsequentemente, foi criado um grupo consultivo para o desenvolvimento de um quadro nacional de monitorização da prevenção e controlo das doenças não transmissíveis, que se reuniu em junho de 2013 em Shimla, para chegar a um acordo sobre o quadro nacional de monitorização das DNT, em consonância com o plano de ação global e o quadro de monitorização da OMS. O quadro define 10 objectivos e 21 indicadores recomendados e acordados pelo grupo consultivo[4].

No entanto, os dados para o controlo desses indicadores ainda não estão totalmente disponíveis na Índia. O Governo da Índia, através do Ministério da Saúde e do Bem-Estar Familiar (MOHFW), iniciou um projeto descentralizado e estatal de vigilância integrada das doenças (IDSP) no país, com a assistência do Banco Mundial, em 2004[4]. A componente de vigilância das doenças não transmissíveis previa a realização periódica de inquéritos comunitários à população com idades compreendidas entre os 15 e os 64 anos, a fim de fornecer dados sobre os factores de risco. O objetivo é ajudar os administradores estatais da saúde a planear estratégias de controlo das doenças não transmissíveis através da modificação dos factores de risco. Todos os estados indianos foram propostos para serem inquiridos de forma faseada no âmbito do projeto. A primeira fase do inquérito incluiu sete Estados, nomeadamente Andhra Pradesh, Kerala, Madhya Pradesh, Maharashtra, Mizoram, Tamil Nadu e Uttarakhand.

Ainda hoje, se quisermos avaliar o consumo de álcool per capita, utilizamos uma medida indireta, como por exemplo os dados do departamento de impostos especiais de consumo. E o problema básico é que não há interligação entre os serviços de saúde e os outros serviços, pelo que a recolha de dados é muito difícil. Do mesmo modo, dispomos de dados sobre o consumo de fruta e legumes, a ingestão de gorduras e de sal e a atividade física de um indivíduo em 7 estados da Índia. Entre os 7 estados, os dados relativos à ingestão de sal e de medicamentos básicos e essenciais para as doenças não transmissíveis não estão disponíveis. Como a Índia é uma nação signatária, estamos também empenhados em atingir os objectivos e indicadores propostos pela OMS para o ano 2025. Assim, este estudo foi planeado para conhecer a viabilidade da implementação do quadro de monitorização das DNT nos Estados de Punjab, Haryana e Chandigarh.

Capítulo 2

REVISÃO DA LITERATURA

Peso das doenças não transmissíveis

Em 2008, registou-se um total de 57 milhões de mortes no mundo; 36 milhões (63%) deveram-se a DNT, principalmente doenças cardiovasculares, diabetes, cancro e doenças respiratórias crónicas. Cerca de 80% destas mortes por DNT (29 milhões) ocorreram em países de baixo e médio rendimento (Relatório sobre o estado global das DNT 2010). As DNT são as causas de morte mais frequentes na maioria dos países das Américas, do Mediterrâneo Oriental, da Europa, do Sudeste Asiático e do Pacífico Ocidental. Na região africana, ainda há mais mortes por doenças infecciosas do que por DNT. No entanto, mesmo nessa região, a prevalência das doenças não transmissíveis está a aumentar rapidamente e prevê-se que, até 2020, causem quase três quartos do número de mortes que as doenças transmissíveis, maternas, perinatais e nutricionais e que, até 2030, as ultrapassem como as causas de morte mais comuns (Relatório sobre a situação mundial das doenças não transmissíveis, 2010).

As projecções da OMS mostram que as doenças não transmissíveis serão responsáveis por um aumento significativo do número total de mortes na próxima década. Prevê-se que as mortes por DNT aumentem 15% a nível mundial entre 2010 e 2020 (para 44 milhões de mortes) 3. Os maiores aumentos verificar-se-ão nas regiões da OMS de África, do Sudeste Asiático e do Mediterrâneo Oriental, onde aumentarão mais de 20%. Em contrapartida, na Região Europeia, a OMS estima que não se registará qualquer aumento. Na região africana, as doenças não transmissíveis causarão cerca de 3,9 milhões de mortes até 2020[4]. As regiões que, segundo as projecções, registarão o maior número total de mortes por doenças não transmissíveis em 2020 são o Sudeste Asiático (10,4 milhões de mortes) e o Pacífico Ocidental (12,3 milhões de mortes). Com exceção da região africana, a mortalidade por doenças não transmissíveis excede a das doenças transmissíveis, maternas, perinatais e nutricionais combinadas. Estima-se que, para os homens da região europeia, a mortalidade por DNT seja 13 vezes superior à das outras causas combinadas e que, para os homens da região do Pacífico Ocidental, seja oito vezes superior.

Em 2008, as taxas globais de mortalidade padronizadas por idade das DNT nos países de baixo e médio rendimento foram de 756 por 100 000 para os homens e 565 por 100 000 para as mulheres - respetivamente 65% e 85% mais elevadas do que para os homens e as mulheres nos países de elevado rendimento. As taxas de mortalidade por DNT padronizadas por idade para todas as idades foram mais elevadas na Região Africana para os homens (844 por 100 000) e para as mulheres (724 por 100 000)[5].

As principais causas de morte por DNT em 2008 foram: doenças cardiovasculares (17 milhões de mortes, ou 48% das mortes por DNT); cancros (7,6 milhões, ou 21% das mortes por DNT); e doenças respiratórias, incluindo asma e doença pulmonar obstrutiva crónica (DPOC), (4,2 milhões). A diabetes causou mais 1,3 milhões de mortes. Mais de 80% das mortes por doenças cardiovasculares e diabetes, e quase 90% das mortes por DPOC, ocorreram em países de baixo e médio rendimento. Os factores de risco comportamentais, incluindo o consumo de tabaco, a inatividade física e uma alimentação pouco saudável, são responsáveis por cerca de 80% das doenças coronárias e cerebrovasculares[6].

O crescimento da população e a melhoria da longevidade estão a conduzir a um aumento do número e da proporção de pessoas idosas, com o envelhecimento da população a emergir como uma tendência significativa em muitas partes do mundo.

A partir de 2005, a Índia registou a "maior perda de anos de vida potencialmente produtivos a nível mundial, de acordo com um artigo publicado na revista The Lancet. A principal causa de morte foram as doenças cardiovasculares, que afectam sobretudo pessoas com idades compreendidas entre os 35 e os 64 anos.

Pode concluir-se que o peso das doenças não transmissíveis nos países de baixo e médio rendimento está a aumentar. Na Índia, também está a aumentar a um ritmo acelerado. Estão a afetar as populações de meia-idade com um aumento da mobilidade e da mortalidade. Mas o facto interessante é que a maioria das mortes causadas por DNT pode ser evitada.

Implicações socioeconómicas

A epidemia de doenças não transmissíveis atinge desproporcionadamente as pessoas de posições sociais mais baixas. As doenças não transmissíveis e a pobreza criam um ciclo vicioso em que a pobreza expõe as pessoas a factores de risco comportamentais para as doenças não transmissíveis e, por sua vez, as doenças não transmissíveis daí resultantes podem tornar-se um importante fator de deslocação descendente que conduz as famílias à pobreza. O peso crescente das doenças não transmissíveis nos países de baixo e médio rendimento é acelerado pelos efeitos negativos da globalização, pela rápida urbanização não planeada e por uma vida cada vez mais sedentária. As pessoas nos países em desenvolvimento estão a consumir cada vez mais alimentos com níveis mais elevados de energia total e estão a ser alvo do marketing do tabaco, do álcool e da comida de plástico, enquanto a disponibilidade destes produtos aumenta. Sobrecarregados pela velocidade do crescimento, muitos governos não estão a acompanhar as necessidades cada vez maiores de políticas, legislação, serviços e infra-estruturas que possam ajudar a proteger os seus cidadãos das doenças não transmissíveis.

As pessoas com uma posição social e económica mais baixa estão muito pior. As pessoas vulneráveis e socialmente desfavorecidas adoecem mais e morrem mais cedo em consequência das doenças não transmissíveis do que as pessoas de posições sociais mais elevadas; os factores que determinam as posições sociais são a educação, a profissão, o rendimento, o género e a etnia. Existem fortes provas da correlação entre uma série de determinantes sociais, especialmente a educação, e os níveis prevalecentes de doenças não transmissíveis e factores de risco. Uma vez que, nos países mais pobres, a maioria dos custos dos cuidados de saúde tem de ser paga pelos doentes, o custo dos cuidados de saúde para as doenças não transmissíveis cria uma pressão significativa nos orçamentos familiares, em especial para as famílias com rendimentos mais baixos. O tratamento da diabetes, do cancro, das doenças cardiovasculares e das doenças respiratórias crónicas pode ser prolongado e, por conseguinte, extremamente dispendioso. Estes custos podem forçar as famílias a efetuar despesas catastróficas e a empobrecer. As despesas das famílias com as doenças não transmissíveis e com os factores de risco comportamentais que as causam traduzem-se em menos dinheiro para necessidades como a alimentação e o alojamento, e para o requisito básico para escapar à pobreza - a educação. Todos os anos, estima-se que 100 milhões de pessoas são empurradas para a pobreza por terem de pagar diretamente pelos serviços de saúde. Os custos das doenças não transmissíveis para os sistemas de saúde são elevados e prevê-se que venham a aumentar.

Os custos significativos para os indivíduos, as famílias, as empresas, os governos e os sistemas de saúde têm um impacto macroeconómico importante. As doenças cardíacas, os acidentes vasculares cerebrais e a diabetes causam anualmente perdas de milhares de milhões de dólares em termos de rendimento nacional nos países mais populosos do mundo. A análise económica sugere que cada aumento de 10% nas doenças não transmissíveis está associado a uma redução de 0,5% das taxas de crescimento económico anual (Global Status Report on NCDs2010).

Os impactos socioeconómicos das doenças não transmissíveis (DNT) estão a afetar os progressos na consecução dos Objectivos de Desenvolvimento do Milénio (ODM) das Nações Unidas. Os ODM que visam a saúde e os determinantes sociais, como a educação e a pobreza, estão a ser contrariados pela epidemia crescente de doenças não transmissíveis e respectivos factores de risco.

Do que foi dito acima, é evidente que as doenças não transmissíveis não se limitam apenas à classe alta da população, afectando igualmente a classe baixa. Além disso, provocam enormes perdas monetárias para a nação. Existe uma relação inversamente proporcional entre o aumento das doenças não transmissíveis e o crescimento económico. Mais importante ainda, está a tornar-se um obstáculo ao crescimento económico de um país.

Resposta nacional

O Ministério da Saúde e do Bem-Estar Familiar, Governo da Índia, lançou o Programa Nacional de Prevenção e Controlo do Cancro, da Diabetes, das Doenças Cardiovasculares e do Acidente Vascular Cerebral (NPCDCS). O pacote de serviços dependerá do nível da unidade de saúde e poderá variar de unidade para unidade. A gama de serviços incluirá a promoção da saúde, o aconselhamento psico-social, a gestão (ambulatória e hospitalar), os serviços de cuidados de dia, os cuidados ao domicílio e os cuidados paliativos, bem como o encaminhamento para serviços especializados, se necessário. As ligações dos Hospitais Distritais a laboratórios privados e ONGs ajudarão a fornecer as componentes adicionais de cuidados contínuos e apoio a serviços de proximidade. O distrito será ligado a instalações de saúde de cuidados oncológicos terciários para prestar cuidados abrangentes. O programa de educação para a saúde que promove o exercício físico, a redução do peso, o rastreio e o diagnóstico precoce são algumas das principais intervenções que devem ser promovidas a vários níveis das unidades de saúde. O Governo da Índia apoiou os Estados na prevenção e no controlo das doenças não transmissíveis através de vários programas verticais. Os Programas Nacionais de Saúde para o

Cancro e a Cegueira foram iniciados logo em 1975 e 1976, respetivamente, seguidos pelo programa de Saúde Mental em 1982. No entanto, durante o 11º Plano, houve um aumento considerável na prevenção e no controlo das DNT. Foram iniciados novos programas em pequena escala num número limitado de distritos. A convergência com o sistema de saúde do sector público foi uma caraterística destes programas. Alguns dos programas enquadravam-se na Missão Nacional de Saúde Rural. Os novos programas centraram-se nas doenças cardiovasculares, na diabetes, nos acidentes vasculares cerebrais, no controlo do tabaco, na surdez, nos traumatismos, nas queimaduras, na fluorose e nos problemas geriátricos. Estes programas permitiram conhecer os problemas e as experiências de implementação que seriam úteis para os aumentar e expandir por todo o país. Programas nacionais de saúde implementados durante o 11º Plano.

Através do programa NPCDCS, o governo da Índia está a tentar fazer convergir os outros programas de doenças não transmissíveis que funcionam verticalmente. A implementação está a ser feita de forma faseada. **Monitorização de um programa:** O acompanhamento e a avaliação do programa (M e E) são componentes importantes de um programa e são fundamentais para um planeamento estratégico sólido. A monitorização refere-se à simples descrição, contagem e acompanhamento de processos ou eventos. A monitorização responde às perguntas O quê? Onde? Quando? e Quanto ou quantos? mas não É eficaz? nem Porque é que é eficaz? Estas perguntas são respondidas através de uma avaliação do programa. Assim, a monitorização é importante para avaliar se algo está a ser feito e se está a ser feito como pretendido. A monitorização inclui domínios de implementação e gestão do programa, processos, desempenho do programa medido em termos de realização de metas e objectivos, e requisitos de recursos (ou seja, pessoal e custos).

A gestão e a avaliação do programa requerem a identificação de diferentes indicadores. Estes indicadores medem os inputs, o processo, os outputs e os resultados. Os indicadores de input medem os recursos afectados a um determinado programa ou intervenção. Os indicadores de processo medem a forma como os serviços e bens do programa são fornecidos. Os indicadores de produção medem a quantidade de bens e serviços produzidos e a eficiência da produção (ou seja, o número de pessoas atendidas). Os indicadores de resultados medem os resultados mais alargados alcançados através do fornecimento de bens e serviços. Os indicadores de impacto são as alterações a longo prazo a nível da população no que respeita às doenças e aos seus resultados. O cálculo de um indicador requer informações sobre os seus numeradores e denominadores específicos, que são frequentemente designados por "elementos de dados" na terminologia M e E. Os formatos de notificação utilizados em vários programas de saúde são uma compilação de elementos de dados essenciais necessários para o cálculo de indicadores M e E específicos.

A frequência da recolha de informações para estes indicadores variará em função do nível de utilização e do tipo de indicador, bem como do intervalo de tempo durante o qual se espera ver uma mudança nesse indicador. Os dados para os indicadores de entrada e de processo precisam de ser recolhidos em intervalos mensais ou trimestrais. Isto permitirá que os planeadores do programa avaliem o desempenho do programa nas suas fases iniciais e tomem medidas corretivas, se necessário. Os dados relativos aos indicadores de resultados ou de impacto (por exemplo, redução da mortalidade prematura devida a doenças não transmissíveis, prevalência de factores de risco) podem ser recolhidos de dois em dois anos ou de cinco em cinco anos, uma vez que não se espera que estes indicadores mudem rapidamente.

O desenvolvimento de um quadro de M e E inclui uma compreensão da utilidade de acordo com a hierarquia dos indicadores, ou seja, o tipo de indicadores necessários a vários níveis do sistema de saúde para uma M e E eficaz do programa. Nos níveis mais elevados do sistema de saúde (estatal, nacional), a informação sobre os resultados e o impacto do programa é mais importante, enquanto nos níveis mais baixos (bloco, distrito), os indicadores de entrada, de processo e de saída, juntamente com os elementos de dados, são necessários para a gestão do programa. Para planear a M e E do novo programa, precisamos de compreender as estratégias e os componentes do programa e rever a experiência internacional existente com programas de DNT e a experiência nacional com outros programas de saúde.

Da discussão anterior resulta claro que a monitorização de um programa é muito importante para o planeamento estratégico. Para monitorizar o programa, é necessário um quadro que inclua indicadores. A um nível mais elevado do sistema de saúde, o impacto de um programa é o mais importante e, a um nível mais baixo, os indicadores de resultados e os dados são importantes.

Quadro de monitorização global e nacional:

O plano de ação para a estratégia global de prevenção e controlo das doenças não transmissíveis aborda componentes fundamentais: vigilância, prevenção e cuidados de saúde. A vigilância visa monitorizar as doenças não transmissíveis e analisar os seus determinantes sociais, económicos, comportamentais e políticos, a fim de fornecer orientações para medidas políticas, legislativas e financeiras.

A declaração política da reunião de alto nível da Assembleia Geral das Nações Unidas sobre a prevenção e o controlo das doenças não transmissíveis (Nova Iorque, setembro de 2011) solicitava o desenvolvimento de um quadro de monitorização global abrangente, incluindo um conjunto de metas e indicadores globais voluntários, e opções para reforçar e facilitar a ação multissectorial para a prevenção e o controlo das doenças não transmissíveis através de uma parceria eficaz. Em resposta aos desenvolvimentos acima referidos, a OMS desenvolveu um quadro de monitorização global abrangente para a prevenção e o controlo das doenças não transmissíveis, que foi aprovado pela 66ª Assembleia Mundial da Saúde (AMS) em maio de 2013. A AMS adaptou ainda mais o quadro de monitorização global abrangente para a prevenção e o controlo das doenças não transmissíveis, incluindo um conjunto de nove metas voluntárias e vinte e cinco indicadores que podem ser aplicados em contextos regionais e nacionais. Estas metas e indicadores voluntários têm por objetivo monitorizar as tendências e avaliar os progressos realizados na aplicação das estratégias e planos nacionais em matéria de doenças não transmissíveis, prevendo-se a inclusão de metas e indicadores adicionais em função das situações específicas de cada país.

Quadro -1 Metas globais voluntárias para a prevenção e o controlo das doenças não transmissíveis.

Objectivos de resultados	Indicador	Fonte(s) de dados
1. mortalidade prematura por doenças não transmissíveis		
25% de redução relativa da mortalidade global por doenças cardiovasculares, cancro, diabetes ou doenças respiratórias crónicas	Probabilidade incondicional de morrer entre os 30-70 anos de doenças cardiovasculares, cancro, diabetes ou doenças respiratórias crónicas	Sistema de registo civil, com certificação médica da causa de morte, ou inquérito com autópsia verbal
Objectivos de exposição	**Indicador**	**Fonte(s) de dados**
2. Álcool		
10% de redução relativa do consumo global de álcool (incluindo o consumo de risco e nocivo)	Consumo total (registado e não registado) de álcool per capita (15+anos) num ano civil, em litros de álcool puro	Estatísticas oficiais e sistemas de comunicação de dados relativos à produção, importação, exportação e vendas ou dados fiscais
3. Ingestão de gorduras		
Redução relativa de 15% na proporção média da ingestão total de energia proveniente de ácidos gordos saturados, com o objetivo de atingir o nível recomendado de menos de 10% da ingestão total de energia	Proporção média padronizada para a idade da ingestão total de energia proveniente de ácidos gordos saturados em adultos com mais de 18 anos	Inquérito nacional
4. Obesidade		
Travar o aumento da prevalência da obesidade	Prevalência de obesidade padronizada por idade entre adultos com mais de 18 anos	Inquérito nacional (com medição)
5. Inatividade física		
10% de redução relativa em prevalência de atividade física insuficiente	Prevalência padronizada por idade de atividade física insuficiente em adultos com mais de 18 anos	Inquérito nacional
6. Aumento da tensão arterial		
Redução relativa de 25% na prevalência de tensão arterial elevada	Prevalência padronizada para a idade de pressão arterial elevada entre adultos com mais de 18 anos	Inquérito nacional (com medição)
7. Aumento do colesterol		
20% de redução relativa na prevalência de colesterol total elevado	Prevalência padronizada por idade de colesterol total elevado em adultos com mais de 18 anos	Inquérito nacional (com medição)
Objectivos de exposição	**Indicador**	**Fonte(s) de dados**
8. Ingestão de sal/sódio		
Redução relativa de 30% do consumo	Média padronizada para a idade de adultos	Inquérito nacional (com

médio de sal pela população, com o objetivo de atingir o nível recomendado de menos de 5 gramas por dia	(18+ anos) consumo diário de sal pela população	medição em)
9. O tabaco		
Redução relativa de 30% na prevalência do tabagismo atual	Prevalência padronizada pela idade do tabagismo atual entre pessoas com mais de 15 anos	Inquérito nacional
Objectivos de resposta dos sistemas de saúde	**Indicador**	**Fonte(s) de dados**
10. Terapêutica medicamentosa para prevenir ataques cardíacos e acidentes vasculares cerebrais		
50% das pessoas elegíveis recebem terapia medicamentosa para prevenir ataques cardíacos e acidentes vasculares cerebrais, e aconselhamento	Terapêutica medicamentosa para prevenir ataques cardíacos e acidentes vasculares cerebrais (incluindo controlo glicémico) e aconselhamento para pessoas com mais de 40 anos com um risco cardiovascular a 10 anos _ 30% (inclui as pessoas com doença cardiovascular existente)	Inquérito nacional
ll.Medicamentos essenciais contra as doenças não transmissíveis e tecnologias de base para tratar as principais doenças não transmissíveis		
80% de disponibilidade de tecnologias básicas e medicamentos genéricos essenciais necessários para tratar as principais doenças não transmissíveis em instalações públicas e privadas	Disponibilidade de tecnologias básicas e de medicamentos genéricos essenciais necessários para tratar as principais doenças não transmissíveis em instalações dos sectores público e privado, incluindo instalações de cuidados primários	Dados das instalações

Quadro de controlo a nível nacional:

O governo da Índia lançou o programa nacional de prevenção e controlo do cancro, da diabetes, das doenças cardiovasculares e dos acidentes vasculares cerebrais (NPCDCS) em 2011, através da fusão do programa nacional de controlo do cancro. O programa está a ser implementado em 100 distritos e será alargado para cobrir todos os distritos do país de forma faseada durante o 12.º plano quinquenal. O desenvolvimento dos quadros e objectivos nacionais de monitorização das DNT baseou-se num processo de consulta com as partes interessadas pertinentes. Em fevereiro de 2013, foi realizada uma consulta em Nova Deli com a participação das principais partes interessadas para analisar a situação atual da vigilância das DNT na Índia. Subsequentemente, foi criado um grupo consultivo para o desenvolvimento de um quadro nacional de monitorização da prevenção e controlo das doenças não transmissíveis, que se reuniu em junho de 2013 em Shimla, para chegar a um acordo sobre o quadro nacional de monitorização das DNT, em consonância com o plano de ação global e o quadro de monitorização da OMS. O quadro delineia 21 indicadores e 10 objectivos, tal como recomendado e acordado pelo grupo consultivo.

Quadro:-2 Indicadores e metas para a prevenção e o controlo das doenças não transmissíveis na Índia

	Objectivos	**Indicadores**
1. mortalidade prematura por doenças não transmissíveis	Redução relativa de 1,25% na mortalidade global por doenças cardiovasculares, cancro, diabetes ou doenças respiratórias crónicas	1. Probabilidade incondicional de morrer entre os 30-70 anos de doenças cardiovasculares, cancro, diabetes ou doenças respiratórias crónicas 2.Incidência do cancro, por tipo de cancro, por 100 000 habitantes
2. consumo de álcool	2. 10% de redução relativa do consumo de álcool	3.Prevalência padronizada por idade do consumo atual de álcool em adultos com mais de 18 anos
3. obesidade e diabetes	3. travar o aumento da prevalência da obesidade e da diabetes	4. Prevalência de obesidade padronizada por idade entre adultos com mais de 18 anos 5. Prevalência da obesidade nos adolescentes 6. Prevalência padronizada por idade de glicemia elevada/diabetes em adultos com mais de 18 anos
4. inatividade física	4. Redução relativa de 10% na prevalência de atividade física insuficiente	7. Prevalência padronizada por idade de atividade insuficiente em adultos com mais de 18 anos 8.Prevalência de adolescentes insuficientemente activos fisicamente
5. aumento da tensão arterial	5. 25% de redução relativa da tensão arterial elevada	9. Prevalência padronizada por idade de arterial elevada em pessoas com mais de 18 anos
6. Ingestão de sal	6. Redução relativa de 30% do consumo médio de sal pela população, com o objetivo de atingir níveis recomendados de menos de 5 gramas por dia	10. Consumo médio diário de sal na população, normalizado por idade, em gramas, em pessoas com mais de 18 anos
7. **consumo de tabaco**	7. Redução relativa de 30% na prevalência do consumo atual de tabaco	11. Prevalência padronizada por idade do consumo atual de tabaco entre adultos com mais de 18 anos 12. Prevalência do consumo atual de tabaco entre os adolescentes
8. Poluição atmosférica doméstica	8. Redução relativa de 50% na utilização doméstica de combustíveis sólidos como fonte primária de energia para cozinhar	13. proporção de agregados familiares que utilizam combustíveis sólidos como fonte primária de energia para cozinhar
9. Ingestão de frutas e	Indicador adicional para a ingestão de	14. Prevalência padronizada por idade de adultos que consomem menos de 5 porções totais de frutas

legumes	frutas e legumes	e legumes por dia
10. Terapêutica medicamentosa para prevenir ataques cardíacos e acidentes vasculares cerebrais	9. 50% de pessoas elegíveis que recebem terapia medicamentosa e aconselhamento para prevenir ataques cardíacos e acidentes vasculares cerebrais	15. Proporção de adultos elegíveis que recebem tratamento medicamentoso e aconselhamento para prevenir ataques cardíacos e acidentes vasculares cerebrais
11. Medicamentos essenciais para as doenças não transmissíveis e tecnologias de base para tratar as principais doenças não transmissíveis	10. 80% de disponibilidade e acessibilidade de preços de medicamentos essenciais de qualidade, seguros e eficazes contra as doenças não transmissíveis, incluindo genéricos e tecnologias de base, tanto em estabelecimentos públicos como privados	16. Disponibilidade e acessibilidade dos preços dos medicamentos essenciais de qualidade, seguros e eficazes contra as doenças não transmissíveis, incluindo os genéricos e as tecnologias de base, tanto nos estabelecimentos públicos como privados
12. indicadores adicionais		17. Acesso a cuidados paliativos avaliado pelo consumo de equivalente de morfina de analgésicos opiáceos fortes por morte por cancro. 18. Cobertura da vacinação contra o vírus da hepatite B monitorizada pelo número de terceiras doses de vacinas contra a hepatite B administradas a bebés
		19. Proporção de mulheres com idades compreendidas entre os 30 e os 49 anos que fizeram o rastreio do cancro do colo do útero pelo menos uma vez. 20. Proporção de mulheres com 30 anos ou mais submetidas a rastreio do cancro da mama, por clínica
		exame por um profissional de saúde qualificado pelo menos uma vez na vida
		21. Proporção de pessoas de alto risco submetidas a rastreio do cancro oral através do exame da cavidade oral.

Existem algumas diferenças entre o quadro de monitorização global e o nacional. Foi mencionado um objetivo adicional no quadro de monitorização nacional. Trata-se da poluição atmosférica doméstica. Tal como foi discutido anteriormente no projeto, podem ser feitas alterações específicas ao quadro de monitorização do país. É interessante verificar se, com este quadro de monitorização existente, o nosso país pode atingir os objectivos e indicadores acima mencionados para a prevenção e controlo das DNT.

Hipertensão e consumo de sal

A hipertensão é um importante fator de risco modificável para as doenças cardiovasculares (DCV). Atualmente, é responsável por cerca de 7,6 milhões de mortes, ou seja, 13,5% das mortes anuais a nível mundial.[6] A hipertensão é diretamente responsável por 54% de todos os acidentes vasculares cerebrais e 47% de todas as doenças coronárias a nível mundial.[6] A maioria das pessoas com hipertensão vive atualmente em países de baixo e médio rendimento, que suportam um fardo desproporcionado de risco de morte relacionado com a hipertensão, que é o dobro do dos países de elevado rendimento. Mais de metade deste fardo ocorre em indivíduos com idades compreendidas entre os 45 e os 69 anos, o segmento mais produtivo da população.[6]

Ao longo das últimas décadas, numerosas investigações que abrangem estudos em animais, epidemiológicos e de intervenção populacional realizados em todo o mundo concluíram que a ingestão excessiva de sal ou sódio na dieta está associada a um risco acrescido de HBP.[6] Numerosos estudos científicos (INTERSALT) confirmaram o efeito nocivo para a saúde do consumo excessivo de sal, particularmente na saúde cardiovascular. As pessoas que vivem em locais com climas quentes e húmidos, como a maior parte do Sudeste Asiático, parecem não ter fundamento, uma vez que as provas indicam que a perda de sódio através do suor corporal ou das fezes é mínima.

Em todo o mundo, o consumo excessivo de sal na dieta é responsável por 17%-30% da hipertensão e aumenta substancialmente o risco de eventos de DCV relacionados com a pressão arterial em normotensos.[7] Na Índia, os dados limitados disponíveis indicam que o consumo de sal pela população é muito elevado em todo o país, sendo o consumo médio de 9-12 g/dia. A ingestão é mais elevada nos meios urbanos do que nos meios rurais[9]. Os dados mais antigos sobre a ingestão de sal pela população provêm de um estudo realizado pelo Conselho Indiano de Investigação Médica durante 1986-1988 em 13 estados, que indicou um consumo médio de sal per capita de 13,8 g/dia (7-26 g/dia nestes diferentes estados).[9] Até à data, o INTERSALT é o único estudo que avaliou objetivamente a ingestão de sal em 1988, medindo a excreção urinária de sódio em 24 horas em duas populações clínicas em Deli e Ladakh. A ingestão diária de sal em Deli e Ladakh foi de 9 g e 12 g, respetivamente.[10] Em 2007, Radhika et al. avaliaram a ingestão de sal em adultos urbanos de Chennai utilizando um questionário de frequência alimentar e concluíram que era de 8,5 g/dia.[11] Um estudo recente da zona rural de Andhra Pradesh relatou uma ingestão elevada de sal de 42.3 g/dia/pessoa.[12] Estes dados indicam um elevado nível de ingestão em comparação com o nível de ingestão recomendado pela OMS de 5 g/dia e com a recente Recommended Dietary Allowances (RDA) do National Institute of Nutrition (NIN) para indianos de 5-6 g/dia.[13]

A informação disponível indica que, na Índia, a maior parte do sal é adicionada durante a cozedura e/ou à mesa, ao contrário do que acontece no mundo desenvolvido, onde os alimentos transformados contribuem mais substancialmente para o consumo global de sal pela população. No entanto, com o rápido aumento da urbanização, a proliferação de estabelecimentos alimentares multinacionais/centros de fast food, a crescente disponibilidade de alimentos preparados e o aumento da frequência de refeições fora de casa, prevê-se que os alimentos transformados se tornem uma importante fonte de ingestão de sal.[13]

Como já foi referido, a maior parte dos dados sobre o consumo de sal provém de métodos de recolha de dados sobre a dieta ou de pesagem doméstica de sal. A utilização do método mais adequado é fundamental não só para avaliar o consumo de base, mas também para avaliar o impacto de potenciais iniciativas de redução do sal. Os principais métodos de avaliação do consumo de sal são os seguintes: recordatório alimentar, estimativa do teor de sal dos alimentos utilizando tabelas/bases de dados de composição dos alimentos, estimativa do consumo de sal per capita ou equivalente por adulto através da pesagem de sal, medição da excreção urinária de sódio em 24 horas e medição do sódio urinário a partir de amostras de urina.

No entanto, a maioria destes métodos não é ideal e existem desafios que prejudicam a exatidão. Embora a excreção urinária de sódio de 24 horas seja considerada o método de avaliação padrão-ouro (sensibilidade e especificidade de 90%-95%), este método comparativamente fiável é difícil de implementar na avaliação de populações. Métodos mais simples, como o recordatório alimentar e a estimativa do teor de sal dos alimentos utilizando tabelas/bases de dados de consumo alimentar, são menos fiáveis quando se avaliam populações. Nomeadamente, existe uma variabilidade intra-individual considerável na ingestão e a medição de um único dia pode não indicar adequadamente a ingestão habitual numa base individual. Além disso, os métodos que se baseiam na recordação não quantificam com exatidão o sal adicionado enquanto se cozinha ou à mesa, o que conduz provavelmente a subestimações. Isto é particularmente preocupante em populações como a da SEAR, onde grande parte do sal é adicionado durante a cozedura ou à mesa.

Na Índia, o NIN publicou recentemente novas DDR para os indianos, que recomendam a redução do sal. No entanto, não foram tomadas medidas concertadas a nível nacional para implementar estas diretrizes. A Public Health Foundation of India (PHFI) realizou recentemente uma consulta nacional de investigação para identificar estratégias de redução do sal na Índia. Em seguida, a PHFI iniciou estudos para recolher dados que facilitem o desenvolvimento de uma política nacional de redução do sal. A PHFI está agora a tentar obter dados de base precisos e actuais sobre o consumo de sal e as fontes de sal na dieta através da recolha de amostras de urina de 24 horas e da avaliação da dieta.

A partir desta discussão, concluímos que, a nível mundial, existem muito poucos dados disponíveis sobre a estimativa do consumo de sal. Trata-se de um importante fator de risco modificável para a hipertensão e a literatura mostra que a estratégia de redução do sal é muito eficaz em termos de custos. Existem vários métodos de estimativa da ingestão de sal, como já foi referido. Entre eles, o questionário padrão é útil para uma grande população. Uma vez que os profissionais de saúde visitam regularmente os agregados familiares no âmbito de outros programas nacionais, será útil envolvê-los na recolha de dados. Podemos apresentar uma proposta sobre a recolha de dados sobre o sal pelo pessoal de saúde de rotina. Atualmente, não existem dados disponíveis sobre a ingestão de sal (exceto alguns estudos individuais).

A Índia é uma nação signatária da declaração política sobre as doenças não transmissíveis, resultado da reunião de alto nível das Nações Unidas sobre as doenças não transmissíveis realizada em 2011. Em resposta aos desenvolvimentos acima referidos, a OMS desenvolveu um quadro global de monitorização abrangente para a prevenção e o controlo das doenças não transmissíveis, que foi aprovado pela 66.ª Assembleia Mundial da Saúde (AMS) em maio de 2013. A AMS adaptou ainda mais o quadro global de monitorização abrangente para a prevenção e o controlo das doenças não transmissíveis, incluindo um conjunto de nove metas voluntárias e vinte e cinco indicadores que podem ser aplicados em contextos regionais e nacionais. Em fevereiro de 2013, foi realizada uma consulta em Nova Deli com a participação das principais partes interessadas para analisar a situação atual da vigilância das DNT na Índia. Subsequentemente, foi criado um grupo consultivo para o desenvolvimento de um quadro nacional de monitorização da prevenção e controlo das doenças não transmissíveis, que se reuniu em junho de 2013 para chegar a um acordo sobre o quadro nacional de monitorização das DNT, em consonância com o plano de ação global e o quadro de monitorização da OMS. O quadro delineia 21 indicadores e 10 objectivos, tal como recomendado e acordado pelo grupo consultivo.

Assim, o país precisa de implementar o quadro nacional de monitorização das doenças não transmissíveis e atingir os objectivos e indicadores até 2025, mas não é uma tarefa fácil, o problema básico é que não há interligação entre a saúde e outros departamentos. E os dados são inadequados. Este estudo pode descobrir as possíveis fontes de dados sobre as DNT que podem ser úteis para atingir os objectivos e indicadores nacionais. Além disso, estas fontes de dados adicionais sobre as DNT podem também ser úteis para acompanhar os progressos do sector da saúde no futuro.

Segundo a OMS e as provas disponíveis, a redução do sal nos regimes alimentares é uma estratégia muito rentável (melhor compra) para a prevenção e o controlo das doenças não transmissíveis. Este é também um objetivo muito importante para o quadro de monitorização global das DNT. Poderemos avaliar a fiabilidade dos profissionais de saúde nas práticas de consumo de sal na comunidade e, se for considerado fiável e viável, pode ser recomendado para intervenção de saúde pública na comunidade.

Depois de analisarmos a literatura, verificámos que existe na Índia um quadro de monitorização das DNT com 10 objectivos. Mas a questão interessante é saber se a aplicação deste quadro é viável na Índia com os recursos existentes. Por esta razão, são necessários mais estudos.

Outro ponto importante é que já reconhecemos que a redução do sal nos alimentos é uma medida rentável (melhor compra) para prevenir e controlar a hipertensão. Uma vez que não existem dados sobre o sal, é também importante saber se, com os profissionais de saúde existentes, é possível estimar a ingestão de sal ou não? Para estimar o consumo de sal pelos profissionais de saúde são necessários estudos. Nesta tese, tentaremos responder a estas questões.

Capítulo 3

Finalidades e objectivos:

1. Rever o quadro de monitorização existente, identificar as possíveis fontes de dados e recolher os dados secundários relativos às doenças não transmissíveis que podem ser ligados aos indicadores e objectivos nacionais de monitorização.

2. Avaliar a fiabilidade da recolha de dados sobre as práticas de ingestão de sal pelo pessoal de cuidados de saúde de rotina em Chandigarh.

Capítulo 4

Métodos

O estudo foi efectuado nos 2 estados de Punjab e Haryana e num Território da União, Chandigarh

Período de estudo: O estudo foi realizado de 1 de novembro de 2013 a 31 de junho de 2014.

Desenho do estudo: Trata-se de um estudo transversal.

Áreas de estudo: Chandigarh é uma cidade bem planeada. A população total de Chandigarh é de 1 054 686 pessoas, de acordo com o censo de 2011. Entre eles, 55% são do sexo masculino. Chandigarh está atualmente a executar um programa estatal de controlo das DNT, que foi aumentado a partir do Chandigarh Healthy Heart Action Project (CHHAP), lançado em 2004, em parceria com o Departamento de Saúde, a U.T. Chandigarh e os Departamentos de Medicina Comunitária, Medicina Interna, Cardiologia, PGIMER e o gabinete nacional da OMS para a Índia. O projeto foi ampliado para um programa integrado de controlo das doenças não transmissíveis no ano 2006-07, tendo sido também incluído no NPCDCS para 2013-14. A estimativa do sal foi efectuada no Centro de Saúde Urbano (UHTC), Indira Colony, que é uma área de prática de campo da Escola de Saúde Pública, PGIMER, Chandigarh

De acordo com o recenseamento de 2011, a população do Punjab é de 2,77 milhões de habitantes, o que representa um aumento em relação aos 2,44 milhões registados no recenseamento de 2001. Os homens constituem 52,7% da população. O rácio entre os sexos no Punjab é de 895, o que é inferior à média nacional de 940, de acordo com o recenseamento de 2011. O Programa Nacional de Prevenção e Controlo do Cancro, da Diabetes, das Doenças Cardiovasculares e do Acidente Vascular Cerebral (NPCDCS) foi implementado em quatro distritos do Punjab - Bhatinda, Mansa, Gurdaspur e Hoshiarpur - desde 2010.

De acordo com o Censo de 2011, Haryana tem uma população de 2,54 milhões de habitantes, um aumento em relação aos 2,11 milhões registados no censo de 2001. Os homens constituem 53,2% da população. O rácio entre os sexos em Haryana é de 879, o que é inferior à média nacional de 940, de acordo com o recenseamento de 2011. O Programa Nacional de Prevenção e Controlo do Cancro, da Diabetes, das Doenças Cardiovasculares e do Acidente Vascular Cerebral (NPCDCS) foi implementado em quatro distritos de Haryana - Mewat, Ambala, Kurukshetra e Yamunanagar - desde 2010.

Instrumentos de estudo: Foram utilizados instrumentos de estudo por objetivo. Para o quadro de controlo, foi utilizado um guia de entrevista (Anexo 1) para os responsáveis pelos programas estatais. Esta ferramenta contém quatro temas principais. Estes são o quadro de monitorização das DNT, as fontes de dados existentes, as fontes de dados adicionais e o HMIS de rotina. (Fig.1)

Para a recolha de dados sobre o sal, foi utilizado o módulo STEP wise approach to non-communicable disease risk fator surveillance (STEPS) Instrument versão 3.1 (Anexo 2) da OMS para a estimativa do sal, a fim de avaliar a concordância da recolha de dados sobre o sal pelos profissionais de saúde.

Tamanho da amostra para a ingestão de sal:

De acordo com um estudo anterior, verificou-se que 30% da população tem um consumo elevado de sal[13].

População da Colónia de Indira = 26 000

Frequência prevista=30%

Poder do estudo = 80%

Nível de confiança = 90%.

Efeito de projeto = 1

Precisão =5% (absoluta)

Assim, o tamanho da amostra de 225 foi calculado pelo software Epi-info da OMS. No entanto, selecionámos 240 indivíduos para o nosso estudo.

Amostragem:

Quadro de controlo: Foram realizadas entrevistas aprofundadas com os três responsáveis pelos programas estatais (NCD) de Chandigarh, Haryana e Punjab e foram analisados os relatórios HMIS (2010). Foram igualmente recolhidos dados de departamentos conexos, como o departamento de impostos especiais de consumo e o departamento alimentar, e identificadas possíveis fontes de dados.

Fig.1: Pontos principais do guião da entrevista com os responsáveis pelo programa

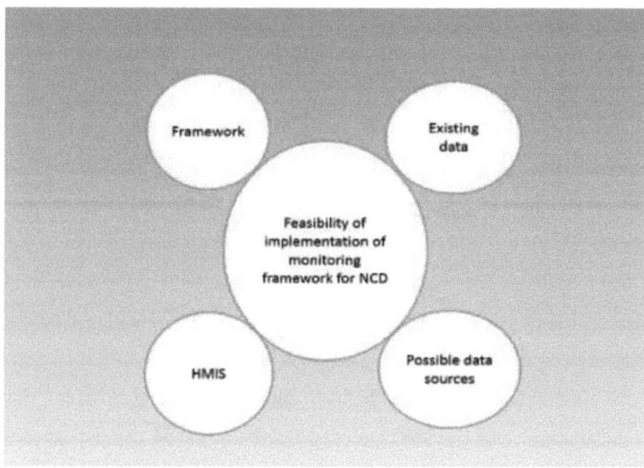

Recolha de dados sobre o sal:

Foram envolvidos seis profissionais de saúde do Centro de Formação em Saúde Urbana, Indira Colony, Escola de Saúde Pública, PGIMER, Chandigarh. O investigador deu-lhes formação sobre o módulo de preenchimento da estimativa de sal do instrumento STEPS versão 3.1. (Knowledge Attitude and Practice regarding salt intake). Depois disso, começaram a efetuar as entrevistas aos residentes. Realizaram as entrevistas a 240 populações, sendo que cada trabalhador abrangia 40 indivíduos. No total, foram entrevistadas 240 populações de forma aleatória. O investigador também voltou a entrevistar 20 % (ou seja, 48, mas tinha recolhido 60 da população). (Fig.2)

Fig. 2 Amostragem para a estimativa do sal por trabalhadores do sector da saúde e investigadores

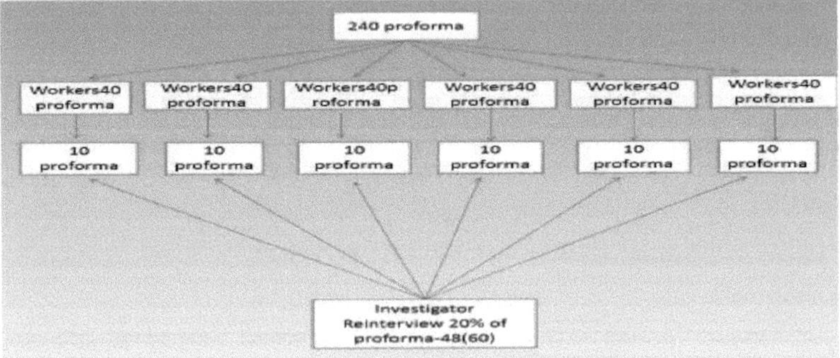

Recolha de dados:

Quadro de monitorização: Foi efectuada uma entrevista aprofundada com os responsáveis pelos programas estatais e os relatórios HMIS foram analisados para o ano de 2010. Foi utilizado um guia de entrevista relativo ao quadro de monitorização para NPCDCS, objectivos e indicadores. Foram discutidos em pormenor os tópicos relativos à viabilidade da implementação do quadro de monitorização, 10 objectivos e 21 indicadores sugeridos pela OMS e adaptados como quadro de monitorização nacional na Índia. Os indicadores que estão a ser utilizados na prática para medir a mortalidade e a morbilidade causadas pelas DNT foram questionados. Os tópicos relativos à definição de objectivos, aos inconvenientes do atual quadro de monitorização e à escassez de fontes de dados foram discutidos em pormenor. Também foram analisados os relatórios actuais do Sistema de Informação de Gestão da Saúde (HMIS) para o ano de 2010. Como já foi referido, a disponibilidade global de dados é muito fraca. Estão envolvidas várias agências e fontes. Neste quadro de monitorização, considerámos os nossos dados de referência para o ano de 2010, uma vez que quase não existem dados disponíveis, pelo que considerámos todos os dados disponíveis para os últimos 10 anos. Foi efectuada uma pesquisa bibliográfica para identificar revisões em relatórios governamentais, HMIS, Google scholar e PubMed, utilizando os termos de pesquisa (apresentados no quadro 3) de 2004 até ao presente. Também foram consultadas as listas de referências dos artigos relevantes, bem como os sítios Web das universidades, dos conselhos distritais de saúde e dos departamentos governamentais. Os títulos e resumos das publicações (artigos, relatórios e teses) extraídos das estratégias de pesquisa acima referidas foram avaliados quanto à sua relevância. Existem algumas limitações no processo de pesquisa. Em primeiro lugar, a pesquisa foi efectuada nos últimos 10 anos (20042014). Em segundo lugar, apenas pesquisámos uma base de dados (pub med). Na sua maioria, os dados não estão normalizados em termos de idade. Em terceiro lugar, e mais importante, a maior parte dos dados relevantes relativos a Punjab, Haryana e Chandigarh não estão disponíveis.

Tabela-3 Termos de pesquisa utilizados na pesquisa bibliográfica

Indicadores	Termos de pesquisa
Mortalidade por doenças não transmissíveis	"Mortalidade", "Prevalência", "Doença não transmissível", "Prevalência", "Índia", "Punjab", "Haryana", "Chandigarh".
Consumo de álcool	"consumo de álcool", "Índia" , "prevalência", "Índia", "Punjab" , "Haryana" , "Chandigarh"
Obesidade e diabetes	"Obesidade", "Índice de massa corporal", "Prevalência", "Índia", "Chandigarh" , "Punjab" , "Haryana"
Inatividade física	"Inatividade física", "Prevalência", "Índia", "Punjab" , "Haryana", "Chandigarh"
Tensão arterial elevada	"Hypertension", "Blood pressure", "Non- communicable disease", "Prevalence" , "India", "Punjab", "Haryana", "Chandigarh".
Ingestão de sal	"Salt intake" , "Risk factors" , "Non -communicable disease", "India", "Punjab" , "Haryana", "Chandigarh".
Consumo de tabaco	"Tabaco", "Prevalência", "Índia", "Punjab" , "Haryana" , "Chandigarh"
Utilização doméstica de combustíveis sólidos	"House hold pollution" , "Solid fuel used for cooking India", "Punjab" , "Haryana" , "Chandigarh".
Consumo de frutas e legumes	"Consumo de frutas e legumes", "Doenças não transmissíveis", "Índia", "Punjab" , "Haryana" , "Chandigarh".
Adultos elegíveis que utilizam terapêutica medicamentosa para prevenir ataques cardíacos	"Terapia medicamentosa", "Prevenção de ataques cardíacos", "Índia", "Punjab" , "Haryana" , "Chandigarh"
Medicamentos essenciais para as doenças não transmissíveis	"Medicamentos essenciais para as doenças não transmissíveis" , "Índia", "Punjab" , "Haryana" , "Chandigarh"
Consumo de morfina nos cuidados paliativos	"Morphine consumption", "Palliation in cancer patients", "India", "Punjab" , "Haryana" , Chandigarh
Cobertura da vacinação contra a hepatite na 3.ª dose	"Vacinação contra a hepatite -B", "3ª dose", "Índia", "Punjab" , "Haryana" , "Chandigarh"
Rastreio do cancro do colo do útero	"Cancro do colo do útero", "Rastreio", "Índia", "Punjab" , "Haryana" , "Chandigarh"
Auto-exame dos seios	"Self-breast examination", "India", "Punjab" , "Haryana" , "Chandigarh"
Rastreio do cancro oral	"Oral cancer" , "Prevalence", "Screening", "India", "Punjab" , "Haryana" , "Chandigarh"

Para a recolha de dados sobre o sal, foram envolvidos seis profissionais de saúde da U.H.T.C. Indira Colony, School of Public Health, PGIMER, Chandigarh, que recolheram dados sobre o consumo de sal, seguidos de uma nova entrevista pelo investigador.

Análise dos dados:

Foi efectuada uma análise qualitativa dos dados das entrevistas aprofundadas. As entrevistas foram gravadas e transcritas. As transcrições foram revistas. Os dados foram examinados através de uma análise temática que consistiu na codificação aberta (os dados são lidos e fragmentados em grupos de conceitos relacionados) e na codificação axial (as ideias dominantes que surgiram foram organizadas em temas abrangentes). Finalmente, os subtemas que emergiram foram categorizados em temas relacionados com a viabilidade da implementação do quadro de monitorização das DNT. Além disso, foram recolhidos e analisados dados secundários de vários relatórios relativos aos Estados de Chandigarh, Haryana e Punjab.

Para a estimativa da ingestão de sal, calculámos a percentagem global (por pergunta) de concordância entre o profissional de saúde e o investigador.

Justificação ética

Para analisar o quadro existente e identificar possíveis fontes de dados, foi obtida autorização dos responsáveis nodais dos respectivos programas para aceder aos documentos, registos e relatórios do programa. As entrevistas, as gravações áudio e a transcrição dos gestores do programa foram guardadas num local seguro e a confidencialidade foi mantida. Para entrevistar os residentes para obter dados sobre o consumo de sal, foi obtido o consentimento informado por escrito dos participantes (Anexo 3). A privacidade e a confidencialidade dos registos foram rigorosamente mantidas, evitando nomes. O acesso aos registos foi restringido apenas ao investigador.

Termos operacionais utilizados na presente tese:

Doenças não transmissíveis (DNT) - "As doenças não transmissíveis (DNT), também conhecidas como doenças crónicas, não são transmitidas de pessoa para pessoa. São de longa duração e geralmente de progressão lenta[4]". "Os quatro principais tipos de doenças não transmissíveis são as doenças cardiovasculares (como os ataques cardíacos e os acidentes vasculares cerebrais), os cancros, as doenças respiratórias crónicas (como a doença pulmonar obstrutiva crónica e a asma) e a diabetes[4]"

Quadro de Monitorização Global das DNT - "Na sequência da Declaração Política sobre Doenças Não Transmissíveis (DNT) adoptada pela Assembleia Geral das Nações Unidas em 2011, a OMS desenvolveu um quadro de monitorização global para permitir o acompanhamento global dos progressos na prevenção e controlo das principais doenças não transmissíveis - doenças cardiovasculares, cancro, doenças pulmonares crónicas e diabetes - e dos seus principais factores de risco[5]". O quadro inclui nove objectivos globais e 25 indicadores[5]".

Os objectivos do quadro: "Espera-se que o quadro conduza a progressos na prevenção e no controlo das doenças não transmissíveis e constitua a base para a defesa de causas, a sensibilização, o reforço do compromisso político e a promoção de acções globais para combater estas doenças mortais[5]".

Quadro de monitorização nacional - "Um grupo consultivo do Governo da Índia desenvolveu um quadro nacional para a monitorização da prevenção e do controlo das doenças não transmissíveis em junho de 2013, em consonância com o plano de ação global e o quadro de monitorização da OMS[5]". "O quadro define 21 indicadores e 10 objectivos, tal como recomendado e acordado pelo grupo consultivo[5]

Programa Nacional para o Cancro, a Diabetes, as Doenças Cardiovasculares e o Acidente Vascular Cerebral (NPCDCS) nos três estados:

Punjab - O Programa Nacional de Prevenção e Controlo do Cancro, da Diabetes, das Doenças Cardiovasculares e do Acidente Vascular Cerebral (NPCDCS) foi implementado em quatro distritos de Punjab - Bhatinda, Mansa, Gurdaspur e Hoshiarpur - desde 2010. Atualmente (2014-15), este programa será implementado em mais 3 distritos (Pathankot, Nawasahar, Kapur thala). Atualmente (2014-15), a nível distrital, há um total de 3 células NCD, 3 clínicas NCD, 1 CCU e 3 centros de dia a funcionar ao abrigo deste programa. Até à data, o número total de clínicas CHC NCD é de 33. No total, 145 pessoas receberam formação no âmbito deste programa em 2014-15, incluindo médicos, enfermeiros, técnicos de laboratório, assistentes sociais, etc.

Haryana - O Programa **Nacional** de Prevenção e Controlo do Cancro, da Diabetes, das Doenças Cardiovasculares e do Acidente Vascular Cerebral (NPCDCS) foi implementado em quatro distritos de Haryana - Mewat, Ambala, Kurukshetra e Yamunanagar - desde 2010.Este programa será em mais 9 distritos (Gurgaon, Hissar, Faridabad, Narnaul, Karnal, Sirsa, Jind, Panchkula e Sonipat). Atualmente (2014-15), a nível distrital, há um total de 5 células NCD, 5 clínicas NCD, 4 CCU, 4 centros de cuidados diurnos a funcionar ao abrigo deste programa. Até à data, o número total de clínicas CHC NCD em é de 2. No total, 123 pessoas estão a trabalhar no âmbito deste programa (2014-15), incluindo médicos, enfermeiros, técnicos de laboratório, assistentes sociais, etc.

Chandigarh - Chandigarh está atualmente a executar um programa estatal de controlo das doenças não transmissíveis, que foi aumentado a partir do Chandigarh Healthy Heart Action Project (CHHAP), lançado em 2004, em parceria com o Departamento de Saúde, a U.T. Chandigarh e os Departamentos de Medicina Comunitária, Medicina Interna, Cardiologia, PGIMER e o gabinete nacional da OMS para a Índia. O projeto foi ampliado para um programa integrado de controlo das doenças não transmissíveis no ano 2006-2007. Chandigarh também está a ser abrangido pelo NPCDCS desde 2014-15.

HMIS em NPCDCS - São utilizados formulários de relatório separados em cada nível, ou seja, desde o sub-centro até ao nível estatal, os pormenores dos formulários são apresentados no quadro 4. No subcentro, é utilizado o formulário -1, que é preenchido por ANM ou MPHW. No formulário 1, é mencionado o número de pacientes submetidos a rastreio da tensão arterial e do açúcar no sangue, bem como o número total de casos de encaminhamento e de visitas domiciliárias. No registo, é mencionado o número total de pacientes com tensão arterial elevada, açúcar elevado no sangue e o número de casos de encaminhamento.

No CHC é utilizado o formulário 2. É mantido pelo médico de serviço I/c clínica NCD. Neste formulário, é mencionado o número de doentes que frequentaram a clínica de DNT, os casos diagnosticados de hipertensão, diabetes e os casos suspeitos de cancro, doenças cardiovasculares, etc. Tal como no subcentro dos CHC, também são mantidos registos como o registo OPD, o registo de movimentos, o registo de encaminhamento, etc. A nível distrital, é utilizado o formulário 3. O responsável pelo programa distrital é responsável pela apresentação de relatórios a nível estatal. A nível distrital, são mantidos o registo de OPD, o registo de doentes, o registo de encaminhamento, etc. O formulário 4 é utilizado a nível estatal. Neste formulário, há essencialmente três componentes: 1. instalações (número de células distritais de doenças não transmissíveis, centros de dia, etc.) 2. dados sobre o programa (número de pacientes que frequentam as clínicas de doenças não transmissíveis, pacientes diagnosticados com diabetes, hipertensão, doenças cardiovasculares e cancros comuns) 3. outros marcadores do programa (número de pacientes submetidos a rastreio do açúcar no sangue e da tensão arterial, pacientes encaminhados para instalações superiores, etc.)

A frequência de apresentação dos relatórios é mensal a nível dos sub-centros, dos CHC e dos distritos. Mas, a nível estatal, é trimestral. No entanto, o HMIS fornece dados sobre o número de doenças não transmissíveis notificadas, incluindo o cancro por tipo, dados sobre a obesidade provenientes das clínicas de doenças não transmissíveis, casos de diabetes e hipertensão provenientes do rastreio, rastreio do cancro do colo do útero e utilização de morfina para os doentes com cancro.

Fontes de dados sobre as DNT a nível nacional e estudos publicados: A partir do NFHS-3, estão disponíveis dados sobre o consumo de álcool, o índice de massa corporal (IMC)/obesidade, o consumo de frutas e legumes. A partir do DLHS, podemos obter os dados relativos à vacinação contra a hepatite B (3ª dose) e à utilização de combustíveis sólidos no agregado familiar. O GATS fornece dados sobre o consumo de tabaco no país. Além disso, os relatórios de avaliação do peso das doenças não transmissíveis do ICMR e da Comissão Nacional de Macroeconomia e Saúde são outras fontes. A partir de estudos individuais, estão disponíveis dados sobre cada uma das doenças não transmissíveis e factores de risco, como a inatividade física, a ingestão de sal, a utilização de combustíveis sólidos, a prevalência padronizada por idade da diabetes, a hipertensão, a ingestão de álcool, o rastreio dos cancros do colo do útero, da mama e da boca. Dos estudos individuais, obtivemos 7 indicadores de um total de 21.

Capítulo 5

Resultados

Entrevista aprofundada com o responsável pelo programa estatal NPCDCS:

Punjab

O oficial de programa do Punjab informou, relativamente ao quadro de monitorização, que "é um quadro para a monitorização das DNT e foi fornecido pelo MOHFW. Este quadro inclui 10 objectivos e 21 indicadores". Na verdade, ele conhece bem os indicadores e as metas de monitorização. No que se refere ao HMIS, respondeu que "preenchemos o formulário e enviamo-lo para o nível superior". Segundo ele, a maior parte dos indicadores de monitorização não consta do formulário atual. No formulário, são mencionadas sobretudo informações sobre casos de diabetes, hipertensão, doenças cardiovasculares e cancros comuns. Não existe qualquer relação entre os indicadores de controlo nacionais e os relatórios do HMIS. Estão a ser recolhidos dados de OPDs a diferentes níveis do sistema de prestação de cuidados de saúde. Relativamente ao sal e ao tabaco, estão a ser recolhidos alguns dados com a ajuda de uma ONG através do método de questionário. Quanto às fontes de dados adicionais, segundo ele, o Punjab Pollution Control Board e a Food and Drug Licensing Authority podem ser as fontes de dados adicionais. Segundo ele, é necessária uma abordagem multissectorial. No final da entrevista, deu algumas sugestões, que incluíam: o desempenho do HMIS deve ser orientado para os indicadores nacionais de controlo, são necessários recursos humanos adequados (sem desvio para outros programas), infra-estruturas adequadas, supervisão adequada e financiamento adequado para a aplicação do quadro nacional de controlo. Ele não estava a ter a clareza necessária para atingir os objectivos e indicadores no âmbito do quadro nacional de monitorização.

Haryana

Ao perguntar sobre o quadro de monitorização do NPCDCS, a responsável pelo programa respondeu que "existe um quadro de monitorização para a prevenção e o controlo das doenças não transmissíveis da OMS, cuja versão nacional acaba de ser publicada. "Quanto aos objectivos e indicadores, respondeu: "Não me lembro de todos os objectivos e indicadores neste momento." É evidente que ela conhece o quadro nacional de monitorização, os indicadores e as metas para a prevenção e o controlo das DNT. Relativamente ao HMIS, respondeu que "não existe qualquer ligação entre o relatório do HMIS e os indicadores". Basicamente, existe um formulário de relatório para a célula estatal de DNT, que costumava ser enviado para o nível central. Neste formulário, é mencionado anualmente o número total de casos de diabetes, cancros (não por tipo), doenças cardiovasculares e hipertensão. Atualmente, não existe praticamente nenhuma coluna para os indicadores de controlo nacionais propostos.

Relativamente às fontes de dados, respondeu: "Estamos a recolher dados principalmente dos OPD nos hospitais. Também estamos a recolher dados sobre o consumo de álcool e tabaco, o IMC, a hipertensão, o esfregaço de PAP para o rastreio do cancro do colo do útero nas clínicas de doenças não transmissíveis". Na verdade, estão a recolher dados sobre os factores de risco das doenças não transmissíveis e a criar uma base de dados, mas no atual formato de relatório não há espaço para colocar esses dados, que podem ser utilizados para a elaboração de relatórios sobre os indicadores. Relativamente a fontes de dados adicionais, disse que o departamento alimentar, o departamento de impostos especiais de consumo e, especialmente, as faculdades de medicina podem ajudá-los, fornecendo-lhes informações. No final da entrevista, sugeriu que o modelo de relatório deveria ser orientado para os indicadores, que é necessária uma formação adequada dos trabalhadores do sector da saúde e, sobretudo, que são necessárias infra-estruturas separadas para a aplicação adequada do quadro de monitorização.

Chandigarh

O responsável pelo programa desempenha simultaneamente a dupla função de responsável pelo programa NCD e de responsável pelas urgências médicas (EMO). Por isso, está menos interessado no trabalho de responsável pelo programa devido à sobrecarga e à falta de incentivos. Questionado sobre o enquadramento, respondeu: "Não existe qualquer enquadramento de monitorização em Chandigarh porque o Governo da Índia não atribuiu o programa NPCDCS a Chandigarh". Não tinha conhecimento dos objectivos e indicadores para as DNT propostos pelo MOHFW. Na maior parte das nossas perguntas, respondeu "não sei". Na verdade, a sua atitude foi negativa desde o início da entrevista e foi justificada com "Porque é que me preocupo com os dados? Não é da minha responsabilidade. Se estou a trabalhar como EMO, como posso dedicar o meu tempo aos programas? Sem incentivos não há motivação". Ao perguntar sobre os dados, respondeu que não existem dados disponíveis para monitorizar as doenças não transmissíveis em Chandigarh. Segundo ele, os dados do IDSP estavam disponíveis, embora fossem muito inadequados. Em relação ao HMIS, respondeu: "Atualmente, não estamos a enviar quaisquer relatórios sobre as DNT". Anteriormente, costumavam enviar o relatório IDSP, no qual eram mencionados dados sobre hipertensão, diabetes e cancro. Relativamente a fontes de dados adicionais, respondeu que não fazia ideia. No final da entrevista, sugeriu que o Governo da Índia atribuísse o programa NPCDCS a Chandigarh e que houvesse um responsável de programa separado para as DNT.

Resumo das entrevistas com os responsáveis pelo programa:

Quadro de monitorização - Verificou-se que apenas os responsáveis pelos programas estatais de Punjab e Haryana tinham conhecimento do quadro de monitorização, dos objectivos e dos indicadores para as DNT. O responsável pelo programa das DNT de Chandigarh não conhecia o quadro de monitorização. Talvez porque é um médico de urgência do hospital público e desempenha também uma dupla função (responsável pelo programa). Assim, neste período de tempo limitado, não lhe é possível dedicar toda a sua atenção ao programa de DNT. As entrevistas revelaram claramente que os responsáveis pelos programas dos três Estados não tinham conhecimento dos dados relativos aos indicadores e objectivos e de onde viriam os dados para o quadro nacional de monitorização. Sem conhecimentos e orientação adequados, é muito difícil implementar o quadro nacional de monitorização.

Fontes de dados - No que respeita às fontes de dados, a maior parte dos dados está a ser recolhida nos OPD a diferentes níveis do sistema de prestação de cuidados de saúde. Embora em Punjab e Haryana tenha sido mencionado que estão a recolher dados sobre o consumo de sal, tabaco e álcool. Mas esses dados não estão reflectidos nos relatórios do HMIS. No Punjab, o inquérito NCD STEPs está a ser realizado em colaboração com a Escola de Saúde Pública, PGIMER, Chandigarh, que fornecerá dados relativos a 13 indicadores. De acordo com os responsáveis pelos programas do Punjab e do Haryana, as fontes de dados são limitadas e a maior parte delas não está disponível. Não têm conhecimento das fontes secundárias de dados de inquéritos nacionais como o NFHS-3, os inquéritos anuais de saúde, etc., e não utilizaram esses dados para efeitos do programa. Mesmo os dados necessários para atingir esses objectivos e indicadores na Índia são escassos e os que estão disponíveis baseiam-se principalmente em estudos individuais.

Fontes de dados adicionais - Relativamente a fontes de dados adicionais, os responsáveis pelos programas de Punjab e Haryana consideraram que a Food and drug licensing authority pode fornecer dados sobre o consumo de sal e de gorduras. Os dados relativos à inatividade física poderiam ser obtidos na escola, na faculdade e no escritório. (Número de sessões de ioga, pranayama e exercício físico realizadas). De acordo com eles

os medicamentos essenciais contra as DNT e os dados sobre o colesterol elevado podem ser disponibilizados pelos hospitais.

HMIS- De acordo com o oficial de programa de Punjab e Haryana, o formulário de relatório deve ser alterado. Porque no atual formulário não há nada mencionado sobre os indicadores nacionais de monitorização ou sobre a forma como estes dados serão gerados.

De acordo com a sua sugestão, são necessários recursos humanos adequados, sem qualquer desvio para outros programas (por exemplo, Punjab), infra-estruturas adequadas, alteração do formato de notificação do HMIS e, por último, financiamento adequado para a implementação do quadro de monitorização.

Juntamente com as entrevistas, foram recolhidos os relatórios sobre a situação atual do HMIS nos três estados. Para além dos relatórios, os estudos actuais também são considerados. Os pormenores da situação atual do quadro de monitorização foram descritos em termos de indicadores e objectivos.

Situação atual dos objectivos e indicadores das DNT nos três Estados:

Foram analisadas as fontes secundárias de dados, que incluem dados de inquéritos a nível nacional, HMIS e estudos relevantes de 2 estados e UT, Chandigarh, para metas e indicadores disponíveis no âmbito do quadro de monitorização nacional para as DNT, e são apresentados nos quadros 4 e 5. Para a recolha de estimativas relativas a 10 objectivos, foram incluídos 31 estudos, juntamente com relatórios governamentais e inquéritos nacionais. De um modo geral, verificou-se que existem muito poucos dados relativos a objectivos e indicadores em dois Estados e no Território da União de Chandigarh.

Quadro 4-Dados e fontes disponíveis para os objectivos (1-5) e indicadores (1-9) no âmbito do Quadro Nacional de Monitorização

Objectivos	Indicadores	Situação das fontes de dados (HMIS-2010 e outras)		
1. 25% de redução relativa da mortalidade global por grandes doenças não transmissíveis	1. Probabilidade incondicional de morrer entre os 30 e os 70 anos devido às principais doenças não transmissíveis	Punjab- 80,6/1 lakh[32] (Mortalidade por cancro)	Haryana 120/llakh[32] (Mortalidade por cancro)	Chandigarh ~NA
	2. incidência de cancro, por tipo de cancro, por 10000 habitantes	~NA	~NA	~NA
2. 10% de redução relativa do consumo de álcool	3.Prevalência padronizada por idade do consumo atual de álcool em adultos com mais de 18 anos	43,4%M, 0,2%F (NFHS-3)	27,7%M, , 1% F (NFHS-3)	#26.8% M, 1.2%F (NFHS-3)
3. travar o aumento da prevalência da obesidade e da diabetes	4. Prevalência de obesidade padronizada por idade em adultos com mais de 18 anos	30,3%M, 37,5%F (em 15-49anos) (NFHS-3)	17,6%M,14,4%F (em 15-49 anos) (NFHS-3)	58,9% (3 anos e mais)[33]
	5. prevalência de obesidade em adolescente	~NA	~NA	~NA
	6. Prevalência padronizada por idade de glicemia elevada/diabetes em adultos com mais de 18 anos	20%U 11 %R[35]	19,36%M, 16,98%F[34]	16.4%[33]
4. Redução relativa de 10% na prevalência de atividade física insuficiente	7.Prevalência padronizada por idade de atividade insuficiente em adultos com mais de 18 anos	~NA	14,8 %M 55%F[34] (15-64)	23.2%M 52,4%F (30 anos e mais)[36]
	8. prevalência de adolescentes insuficientemente activos fisicamente	~NA	~NA	~NA
5. 25% de redução relativa da tensão arterial elevada	9. Prevalência padronizada por idade de tensão arterial elevada em pessoas com mais de 18 anos	35.9% (20-60 anos)[36]	55%M, 29,1%F[34] (18-65 anos)	43,6% globalmente (mais de 30 anos)[33]

~NA-Não disponível

Quadro-5 Dados e fontes disponíveis para os objectivos (6-10) e indicadores (10-21) no âmbito do Quadro Nacional de Monitorização

Objetivo	Indicador	Situação das fontes de dados {HMIS-2010 e outras)		
		Punjab	**Haryana**	**Chandigarh**
6. Redução relativa de 30% do consumo médio	10. Consumo médio diário de sal na população,	~NA	~NA	(30%)(Global prevalência[35])

de sal pela população	normalizado por idade, em gramas, em pessoas com mais de 18 anos			
7. Redução relativa de 30% na prevalência do consumo atual de tabaco	11. Prevalência padronizada por idade do consumo atual de tabaco entre adultos com mais de 18 anos	21,6%M, 0,5% F (GATS 2009-10) (a partir de 15 anos)	39,6% M, 5,6% F (GATS 2009-10) (a partir de 15 anos)	23,7%M, 1,7%F (GATS 2009-10) (a partir de 15 anos)
	12. Prevalência do consumo atual de tabaco entre os adolescentes	~NA	~NA	~NA
8. Redução relativa de 50% na utilização doméstica de combustíveis sólidos como fonte primária de energia para cozinhar	13. proporção de agregados familiares que utilizam combustíveis sólidos como fonte primária de energia para cozinhar	30% rural[37] 5%-urbano	55%rural[37] 18%-urbano	25.7%[37]
	14. Prevalência padronizada por idade de adultos que consomem menos de 5 porções totais de fruta e legumes por dia	98,7%M, 85,2%F (1 ffuit/semana, 15-49 anos)(NFHS-3)	95,3%M, 90% F (1 fruto/semana, 15-49 anos) (NFHS-3)	35% (5 doses por dia, idade superior a 30 anos)[33]
9. 50% das pessoas elegíveis recebem terapia medicamentosa e aconselhamento para prevenir ataques cardíacos e acidentes vasculares cerebrais	15. Proporção de adultos elegíveis que recebem tratamento medicamentoso e aconselhamento para prevenir ataques cardíacos e acidentes vasculares cerebrais	~NA	~NA	~NA
10. 80% de disponibilidade e acessibilidade de preços de medicamentos essenciais de qualidade, seguros e eficazes contra as doenças não transmissíveis	16. Disponibilidade e acessibilidade dos preços de medicamentos essenciais de qualidade, seguros e eficazes contra as doenças não transmissíveis	~NA	~NA	~NA

~NA-Não disponível

Relativamente aos dados de mortalidade, não foi possível encontrar quaisquer dados do HMIS-2010 dos três estados. Os únicos dados disponíveis eram o número total de casos diagnosticados de doenças não transmissíveis, num ano civil que foi de 202249 (2013-14) para Punjab e 35062 (2013-14) para Haryana.

Os dados relativos à incidência de cancro por tipo de cancro também não estão disponíveis no HMIS 2010 dos três Estados. Mas os dados sobre a mortalidade por cancro (2010) para Punjab 80,6/1 lakh e Haryana 120/1 lakh estão disponíveis no Cancer Mortality Survey in India do estudo Million Death [32]. A prevalência padronizada por idade do consumo atual de álcool em adultos com mais de 18 anos não está atualmente disponível nos relatórios HMIS de 2010 dos três estados. Os dados atualmente disponíveis no NFHS-3 (2005-06) indicam que a percentagem de indivíduos que consomem álcool em homens e mulheres no Punjab é de 43,4% e 0,2%, em Haryana de 27,7% e 0,1% e em Chandigarh de 26,8% e 1,2%, respetivamente. A partir destes dados, verifica-se que os homens consomem uma quantidade de álcool bastante mais elevada do que as mulheres. O consumo de álcool é mais elevado no Punjab do que em Haryana e Chandigarh. Relativamente à obesidade e à diabetes mellitus. Os dados recolhidos provêm de um estudo individual. Embora existam muitas limitações, como o facto de não se tratar de dados padronizados por idade e de o inquérito ter sido realizado para pessoas com mais de 30 anos. Mas estes são os únicos dados disponíveis até à data. A partir dos dados, verificou-se que a percentagem de obesidade em homens e mulheres na faixa etária superior a 30 anos em Chandigarh [33] era de 58,9%. Em Haryana [34], 17,6% e 14,4%, respetivamente, em Punjab [35], era de 30,3% e 37,5%, e relativamente à prevalência padronizada por idade da diabetes mellitus entre os maiores de 18 anos, os dados não estão disponíveis. A partir do relatório HMIS para o ano de 2013-14, o número total de diabetes diagnosticados no Punjab foi de 33227 e no Haryana foi de 1444. E de um estudo individual em Chandigarh, obtivemos a prevalência de diabetes de 16,4[33]%. Relativamente à prevalência padronizada por idade de inatividade física insuficiente em adultos, não existem dados disponíveis em 3 estados. Os dados disponíveis provêm de dois estudos. Os dados mostram que a prevalência de atividade física insuficiente entre homens e mulheres em Chandigarh[33] é de 23,2% e 52,4% e em Haryana[34] de 23,2% e 52,4%, respetivamente. Verifica-se que as mulheres são mais sedentárias do que os seus homólogos masculinos. Relativamente à tensão arterial elevada, não existem dados normalizados por idade. No Punjab, os únicos dados disponíveis sobre o número total de casos diagnosticados de hipertensão no ano (2013-14) eram 166481 e em Haryana eram 19294. Num estudo individual, a prevalência da hipertensão em Haryana para homens e mulheres foi de 55% e 29,1%, respetivamente[34], em Chandigarh[33] a prevalência global foi de 43,6%. Os dados reflectem que os homens são mais hipertensos do que as mulheres em Haryana.

Não existiam dados disponíveis sobre o consumo de sal, exceto um estudo individual. Neste estudo, verificou-se que 30% da população de Chandigarh estava a consumir mais de cinco gramas de sal por dia [35]. Recentemente, o NPCDCS Punjab, em colaboração com os laboratórios Ranbaxy, iniciou a recolha de dados sobre o sal em 80 aldeias do Punjab (região de Malwa). Relativamente ao tabaco, estão disponíveis dados do Global Adult Tobacco Survey (GATS) 2009-10. . A partir dos dados, podemos ver que a percentagem de consumo atual de tabaco entre homens e mulheres no Punjab foi de 21,6% e 0,5%, em Haryana de 39,6% e 5,6% e em Chandigarh de 23,7% e 1,7%, respetivamente. No que se refere à utilização de combustíveis sólidos, os dados disponíveis de dois estudos mostraram que a proporção de agregados familiares que utilizam combustíveis sólidos nas zonas rurais e urbanas do Punjab era de 30% e 5%, em Haryana era de 55% e 18%, respetivamente, e em Chandigarh a proporção global era de 25,7%. Verificou-se igualmente que a população rural utilizava mais combustível sólido para cozinhar[37].

Relativamente aos objectivos 9 e 10, não existem dados disponíveis. Relativamente aos indicadores adicionais (15-21), apenas estão disponíveis dados sobre o consumo de frutas e legumes (14). Os dados relativos ao consumo de fruta provêm dos dados do NFHS-3 e de um estudo. De acordo com esse estudo, no Punjab, 85,2% das mulheres e 98,7% dos homens consumiam uma fruta por semana. Em Haryana, 90% das mulheres e 95,3% dos homens consumiam um fruto por semana. Em Chandigarh [33], verificou-se que, em geral, 32% das pessoas estavam a consumir cinco doses de fruta por dia.

Mas há limitações nestes dados, porque de acordo com a OMS o consumo de fruta é medido/exigido como cinco porções por dia.

Formação de profissionais de saúde para a estimativa do sal

Na colónia Indira da UHTC, 6 profissionais de saúde receberam formação sobre as DNT pelo investigador em 28/02/2012, numa sessão de formação de meio dia. No mesmo local, foram efectuados pré e pós-testes. Os tópicos discutidos sobre as DNT foram: o que são as DNT? Quais são as DNT mais comuns? Os factores de risco das DNT (modificáveis e não modificáveis). O que é a hipertensão? Relação entre a ingestão de sal e a hipertensão. Quais são as intervenções/acções rentáveis para a prevenção da hipertensão.

Antes da discussão, foi efectuado um pré-teste utilizando um conjunto de questionários que incluía 20 perguntas de escolha múltipla com quatro opções para cada pergunta. Para cada resposta correta, foi atribuída uma marca e para cada resposta errada foi atribuída uma marca zero. Verificou-se que a pontuação média do pré-teste era de 13,67 (em 20) e a do pós-teste era de 19 (20). No pós-teste, registou-se uma melhoria de 5,33, ou seja, houve uma melhoria de 26,65% da pontuação média após a formação.

A distribuição por idade e sexo dos inquiridos para a estimativa de sal é apresentada na tabela 6. Entre a população do estudo, observou-se que cerca de metade (48%) dos inquiridos se encontrava no grupo etário dos 30-39 anos, seguido de 26% no grupo dos 40-49 anos, 17% no grupo dos 50-59 anos, 7% no grupo dos 60-69 anos e 2% no grupo dos 70-79 anos. Relativamente à distribuição por sexo, observou-se que a percentagem total de homens era de 30% na população estudada, como se pode ver na tabela 6.

O intervalo de concordância entre os profissionais de saúde e o investigador para a estimativa de sal foi de 55% a 90% na tabela-7. O investigador voltou a entrevistar 20% dos inquiridos entrevistados pelos profissionais de saúde e foi feita uma comparação da concordância entre os profissionais de saúde e o investigador. A concordância mínima foi de 55% para a pergunta "adição de sal antes da dieta". A concordância máxima registou-se na pergunta "adição de sal durante a cozedura" e "frequência de consumo de alimentos processados". Verifica-se que a percentagem de concordância varia entre 63% e 83%, exceto em três perguntas que podem ser consideradas razoáveis para iniciar intervenções de saúde pública.

Tabela -6 Distribuição por idade e sexo da população estudada para a estimativa do sal

Faixa etária (anos)	Masculino	Feminino	Total	Percentagem(%)
30-39	33	111	144	48
40-49	20	60	80	26
50-59	9	42	51	17
60-69	7	14	21	7
70-79	1	3	4	2
Total(n)	70()	230	300	100

Tabela -7 Dados quantitativos da estimativa de sal pelo profissional de saúde e pelo investigador

Tópico das perguntas	N.º total de perguntas acordadas pelo Investigador (de um total de 60 perguntas)	N.º total de perguntas discordadas pelo Investigador (de 60 perguntas)	Acordo global entre os trabalhadores e o investigador
1. Adicionar sal à dieta antes de comer	33	27	55%
2. adição de sal durante a cozedura	54	6	90%
3. Frequência do consumo de alimentos processados	33	27	55%
4. Conhecimentos sobre o consumo individual de sal	46	14	76%
5. Conhecimentos sobre os problemas de saúde causados pelo consumo excessivo de sal	38	22	63%
6. Importância da redução do sal na alimentação	38	22	63%
7a. Evitar alimentos transformados	46	14	76%
7b. Ver os níveis de sal nos alimentos	50	10	83%
7c. Não adicionar sal aos alimentos durante a refeição	50	10	83%
7d. Compra de sais com baixo teor de sódio	47	13	78%
7e. Não adicionar sal durante a cozedura	50	10	83%
7f Utilização de especiarias	50	10	83%
7g. Evitar comer fora	34	26	56%

Capítulo 6

Discussão:

O estudo foi realizado para verificar a viabilidade da aplicação do quadro de monitorização global das doenças não transmissíveis em Punjab, Haryana e Chandigarh. Depois disso, em 2013, o Governo da Índia já criou um quadro nacional de monitorização das DNT, em consonância com o plano de ação global e o quadro de monitorização da OMS. O quadro define 21 indicadores e 10 objectivos, tal como recomendado e acordado pelo grupo consultivo nacional. Por conseguinte, é obrigatório, a nível nacional e estatal, aplicar o quadro de monitorização para atingir as metas e os indicadores relativos às doenças não transmissíveis. Embora a Índia seja uma nação signatária da declaração das Nações Unidas, a principal questão que se colocava era a de saber se, num contexto de escassez de recursos, a Índia conseguiria implementar o quadro de monitorização? Se a Índia pode atingir os objectivos? Se na Índia os dados para os indicadores estão realmente disponíveis. Sem dúvida, foi uma tarefa difícil. Como o estudo tem um período de tempo limitado, realizámos o estudo nos três estados da Índia. Para verificar a viabilidade, realizámos entrevistas com os responsáveis pelos programas dos três estados, analisando todos os relatórios governamentais possíveis, inquéritos e estudos relacionados dos últimos 10 anos. No que se refere à orientação dos responsáveis pelos programas, era evidente que os responsáveis pelos programas estatais de Punjab e Haryana conheciam o quadro nacional de acompanhamento, 21 indicadores e 10 objectivos, exceto no caso de Chandigarh. Mas não tinham clareza e estavam confusos quanto às fontes de dados para os indicadores de acompanhamento, porque não dispunham de dados relevantes. O responsável pelo programa de Chandigarh não fazia ideia do quadro de monitorização, dos objectivos e dos indicadores, talvez fosse um EMO de um hospital público. De acordo com o responsável pelo programa de Punjab e Haryana, é muito difícil dizer, neste momento, que podem atingir os objectivos com o quadro de monitorização existente. Para atingir os objectivos, em primeiro lugar e acima de tudo é necessário definir indicadores, o que foi recomendado pelo governo da Índia. E para este indicador são obrigatórios dados relevantes, que na sua maioria não estavam disponíveis. Eles sabiam muito bem que, para a geração de indicadores, deveriam ser realizados inquéritos periódicos. No atual formulário HMIS, apenas é mencionado o número total de casos diagnosticados de diabetes, cancros (não por tipo), doenças cardiovasculares e hipertensão num ano civil, o que não é suficiente. Segundo eles, o principal problema para a implementação do quadro de controlo é a falta de dados, que é necessária para qualquer indicador. Se não dispusermos de dados, como poderemos alcançar o quadro de monitorização, os objectivos e os indicadores? A razão pode ser o facto de o programa NPCDCS ser novo, ter sido lançado nos últimos 4 anos e o quadro modificado ter sido proposto há apenas 1 ano. Por conseguinte, estamos numa fase muito precoce. Embora o programa esteja a decorrer no Punjab e em Haryana há quatro anos, as fontes de dados para os três Estados dependem principalmente de dados hospitalares, quer dos registos de OPD quer dos registos dos doentes. A maior parte dos dados para o quadro de monitorização provém do inquérito STEPS. Infelizmente, não dispomos de dados a nível nacional e estatal para a vigilância dos riscos de doenças não transmissíveis, à exceção de 7 estados (Andhra Pradesh, Kerala, Madhya Pradesh, Maharashtra, Mizoram, Tamil Nadu e Uttarakhand) que realizaram tais inquéritos[4]. No Punjab, o inquérito STEPS foi iniciado muito recentemente, em 2014, e está a ser realizado pelo IGP e pelas faculdades de medicina estatais e fornecerá dados relativos a 13 indicadores em 2015 (JS Thakur et al., comunicação pessoal). Porque as doenças não transmissíveis são multifactoriais e, se temos de obter dados sobre as doenças não transmissíveis, temos de envolver outros sectores. É um facto bem conhecido que, no sector da saúde, a coordenação multissectorial é uma tarefa difícil. Porque as doenças não transmissíveis são uma grande preocupação para o sector da saúde, mas podem não ser o mesmo para a indústria do tabaco ou a indústria agrícola. Por conseguinte, a responsabilização dos intervenientes relevantes é importante. E isso só pode ser feito através da sensibilização e de mecanismos adequados.

Para atingir os objectivos, precisamos de fontes de dados adicionais. É necessário realizar um inquérito STEPS sobre as DNT a nível nacional e estatal no país. De acordo com os responsáveis pelos programas estatais, os departamentos da alimentação e da agricultura, os hospitais de cuidados terciários, as indústrias do tabaco e do álcool e o Conselho de Controlo da Poluição podem ajudá-los fornecendo dados adicionais, mas nenhum deles mencionou o inquérito STEPS. O Ministério da Saúde e do Bem-Estar Familiar, a nível nacional e estadual, precisa de realizar inquéritos periódicos STEPS nos respectivos níveis, de modo a gerar indicadores de dados para atingir os objectivos das DNT. Porque só o inquérito STEPS pode gerar o número máximo de indicadores. Verifica-se que, de 21 indicadores, 13 indicadores podem ser gerados apenas pelo inquérito STEPS. A partir do NFHS-3, estão disponíveis dados sobre o consumo de álcool, o índice de massa corporal (IMC)/obesidade, o consumo de frutas e legumes. A partir do DLHS, podemos obter os dados relativos à vacinação contra a hepatite B (3ª dose) e à utilização doméstica de combustíveis sólidos. O GATS fornece dados sobre o consumo de tabaco no país. Além disso, os relatórios de avaliação do peso das doenças não transmissíveis do ICMR e da Comissão Nacional de Macroeconomia e Saúde são outras fontes, embora bastante antigas. A partir de estudos individuais, estão disponíveis dados sobre cada uma das doenças não transmissíveis e factores de risco, como a inatividade física, a ingestão de sal, a utilização de combustíveis sólidos, a prevalência padronizada por idade da diabetes, a hipertensão, a ingestão de álcool, o rastreio dos cancros do colo do útero, da mama e da boca. Para além disso, é necessário melhorar a certificação médica dos dados relativos à causa de morte. O ICMR foi identificado como agência nodal a nível nacional para a implementação do quadro de monitorização nacional, mas ainda não foram tomadas medidas credíveis nesse sentido

A falta de uniformidade na recolha de dados e de parâmetros é um problema importante. Os critérios de inclusão dos estudos e inquéritos são variáveis, pelo que, obviamente, os dados mudam à medida que o estudo muda. Por isso, é necessário um esforço concertado de vários intervenientes para compilar e reunir os dados existentes. A partir da discussão acima, é evidente que existem várias questões, como a falta de dados, a dependência excessiva de dados baseados em hospitais, a falta de coordenação intersectorial e a falta de inquéritos periódicos STEPS, que são os principais obstáculos à implementação do quadro de monitorização.

Existem ainda outras questões que afectam indiretamente a aplicação do quadro de acompanhamento. A falta de recursos humanos formados (extremamente importante para o programa NPCDCS) é um grande problema, embora o governo tenha sancionado diferentes lugares como médicos especialistas, farmacêuticos, enfermeiros, técnicos de laboratório, mas a maioria dos lugares ainda está vaga. A maioria das clínicas de doenças não transmissíveis está a funcionar com as infra-estruturas existentes. No Punjab, verifica-se que a mão de obra do NPCDCS é desviada para outros programas, como a malária, RMNCH+A, etc., o que também causa problemas aos gestores do programa. É necessário integrar a vigilância das DNT como parte do sistema de prestação de cuidados de saúde de rotina, para que não tenhamos de depender exclusivamente de inquéritos especiais

Numerosos estudos científicos (INTERSALT) confirmaram o efeito nocivo para a saúde do consumo excessivo de sal, em particular para a saúde cardiovascular. A nível mundial, o consumo excessivo de sal na dieta é responsável por 17%-30% da hipertensão e aumenta substancialmente o risco de eventos de DCV relacionados com a pressão arterial em normotensos.[19] Na Índia, os dados limitados disponíveis indicam que o consumo de sal pela população é muito elevado em todo o país, sendo o consumo médio de 9-12 g/dia[19]. Os dados mais antigos sobre o consumo de sal pela população provêm de um estudo efectuado pelo Conselho Indiano de Investigação Médica em 1986-1988 em 13 estados, que indicou um consumo médio de sal per capita de 13,8 g/dia (7-26 g/dia nos diferentes estados).[19] A maioria dos dados sobre o consumo de sal provém de métodos de recolha de dados sobre a dieta ou de pesagem doméstica de sal. A utilização do método mais adequado é fundamental não só para avaliar o consumo de base, mas também para avaliar o impacto de potenciais iniciativas de redução do sal. A nível mundial, existem muito poucos dados disponíveis sobre a estimativa do consumo de sal. Uma vez que se trata de um importante fator de risco modificável para a hipertensão e que a literatura demonstra que a estratégia de redução do sal é muito eficaz em termos de custos (melhor compra). Existem vários métodos de estimativa da ingestão de sal, como já foi referido. O presente estudo tentou utilizar os profissionais de saúde para estimar o sal e verificou-se que era viável, com uma concordância razoável entre os dados gerados pelos profissionais de saúde e pelos investigadores. A partir dos nossos resultados, verifica-se que a percentagem de concordância entre os profissionais de saúde e o investigador foi boa, exceto em 3 questões. Assim, a recolha de dados sobre o sal é viável para os profissionais de saúde se lhes for dada formação adequada.

Uma vez que a redução do sal é uma intervenção muito rentável para as doenças não transmissíveis e é uma das "melhores compras" segundo a OMS[19], os profissionais de saúde podem ser utilizados no contexto distrital para a recolha de dados relacionados com o sal, que podem ser utilizados para iniciar intervenções de redução do sal. Como discutimos anteriormente, a falta de dados é um dos principais problemas para a implementação do quadro de monitorização. Os dados sobre o sal são também um indicador importante do quadro de monitorização das DNT.

Capítulo 7

Resumo

O estudo foi realizado para verificar a viabilidade da aplicação do quadro nacional de controlo das doenças não transmissíveis em Punjab, Haryana e Chandigarh. E também para identificar as possíveis fontes de dados e recolher os dados secundários relativos às doenças não transmissíveis, que podem ser associados aos indicadores e objectivos nacionais de monitorização. Queremos também avaliar a fiabilidade da recolha de dados sobre as práticas de ingestão de sal pelo pessoal de saúde de rotina em Chandigarh.

As caraterísticas principais do presente estudo são as seguintes

1. Os responsáveis pelos programas estatais do Punjab e do Haryana estão cientes do quadro nacional de monitorização das DNT, dos objectivos e dos indicadores, mas não têm clareza quanto às fontes de dados.

2. Chandigarh foi o primeiro estado a ter um programa estatal de controlo das DNT e o programa NPCDS foi lançado em Chandigarh em 2014-15, mas o responsável pelo programa estatal desconhece o quadro de monitorização das DNT, os indicadores e os objectivos.

3. Existem fontes de dados como o GATS, o DLHS, o NFHS, o ICMR e a Comissão Nacional de Macroeconomia e Saúde, mas não são suficientes para gerar dados actuais sobre 21 indicadores de DNT. Além disso, há falta de uniformidade nos dados.

4. Atualmente, quaisquer que sejam os dados disponíveis, estes baseiam-se principalmente em hospitais ou clínicas de doenças não transmissíveis, não existindo coordenação intersectorial no que respeita à recolha de dados e à triangulação dos dados existentes, que é necessária no caso das doenças não transmissíveis.

5. Em Punjab, o inquérito STEPS foi iniciado recentemente, em 2014, em colaboração com a Escola de Saúde Pública, PGIMER, Chandigarh. Atualmente, não estão em curso inquéritos periódicos deste tipo (STEPS) em Haryana e Chandigarh e no resto do país.

6. Entre os obstáculos à aplicação do quadro de controlo, destacam-se a falta de recursos humanos, a falta de infra-estruturas, o desvio de mão de obra e a falta de sensibilização para as doenças não transmissíveis.

7. Relativamente à recolha de dados sobre o sal, verificou-se que a percentagem de concordância entre os profissionais de saúde e o investigador varia entre 63% e 83%, exceto em 3 perguntas que podem ser consideradas razoáveis para iniciar intervenções de saúde pública na comunidade.

Capítulo 8

Conclusões

1. Embora exista um quadro nacional de monitorização, a maioria dos dados necessários para os objectivos e indicadores não está disponível em determinados Estados. Os dados baseados nos hospitais não são suficientes para atingir os objectivos e os indicadores. Os inquéritos nacionais devem incorporar indicadores de DNT e os inquéritos periódicos, como o inquérito STEPS, são necessários para a criação de indicadores. Com as fontes de dados existentes, não é viável implementar o quadro nacional de monitorização e atingir as metas e os indicadores para as DNT.

2. Embora a estratégia de redução do sal seja muito eficaz em termos de custos para baixar a tensão arterial, faltam dados relevantes disponíveis sobre o consumo de sal a nível da população. É possível formar os profissionais de saúde para recolherem dados relevantes sobre o sal na comunidade, a fim de iniciarem intervenções de redução do sal baseadas em provas na comunidade

Recomendações

Seguem-se as recomendações para a aplicação efectiva do quadro nacional de monitorização das doenças não transmissíveis nos Estados selecionados e a nível nacional

> Os responsáveis pelos programas do NPCDCS e dos programas relacionados com as DNT devem receber formação e ser orientados para a aplicação do quadro nacional de monitorização das DNT

> Deve ser realizado um inquérito periódico STEPS a nível nacional e estadual no país, com uma agência nodal designada a nível nacional e estadual.

> Os inquéritos de saúde a nível nacional, como o NFHS, o DLHS e os Inquéritos Anuais de Saúde, devem incluir objectivos e indicadores fundamentais em matéria de doenças não transmissíveis para se dispor de um sistema sustentável.

> Os profissionais de saúde podem ser utilizados a nível distrital para a recolha de dados sobre o sal, a fim de iniciar intervenções de redução do sal baseadas em provas, sendo recomendados mais estudos a nível distrital.

BIBLIOGRAFIA

1. Krishnan A, Gupta V, Thakur JS et al. How to Effectively Monitor and Evaluate NCD Programmes in India (Como monitorizar e avaliar eficazmente os programas de DNT na Índia). Jornal Indiano de Medicina Comunitária 2011; 36: 57-62.

2. Lawes CM, Vander Hoorn S, Rodgers A et al. Global burden of blood-pressure-related disease. Lancet 2008; 371:1513-38.

3. Ibrahim MM, Damasceno A. Hypertension in developing countries (Hipertensão nos países em desenvolvimento). Lancet 2012; 380:611-19.

4. Plano de ação nacional e quadro de monitorização para a prevenção e controlo das doenças não transmissíveis. Website-http//:mohfw.nic.in/showfile.php?lid.(último acesso em 7-8-2014).

5. He FJ, MacGregor GA. A comprehensive review on salt and health and current experience of worldwide salt reduction programmes (Uma revisão abrangente sobre o sal e a saúde e a experiência atual dos programas mundiais de redução do sal). Human Hypertension 2009; 23:363-84.

6. Mohan S, Campbell NR. O sal e a tensão arterial elevada. Clinical Science 2009; 117:1-11.

7. He FJ, MacGregor GA. Salt, Blood pressure and Cardiovascular disease (Sal, pressão arterial e doença cardiovascular). Opiniões actuais em Cardiologia 2007; 22:298-305.

8. Kearney PM. Global burden of hypertension and analysis of worldwide data (Peso global da hipertensão e análise de dados mundiais). Lancet 2005; 365:217-23.

9. Geleijnse JM, Grobbee DE, Kok FJ. Impact of dietary and lifestyle factors on the prevalence of hypertension in Western populations (Impacto dos factores alimentares e do estilo de vida na prevalência da hipertensão nas populações ocidentais). J Human Hypertension 2005; 19:1-4.

10. Radhika G. Dietary salt intake and hypertension in an urban south Indian population (Consumo de sal na dieta e hipertensão numa população urbana do sul da Índia). J Association Physicians India 2007; 55:405-11.

11. Thrift AG. Efeitos específicos de género da casta e do sal na hipertensão na pobreza. J Hypertension 2011; 29:443-50.

12. Udagawa K, Miyoshi M, Yoshiike N. Avaliação intercalar de Health Japan 21. Asia Pacific J Clinical Nutrition 2008; 17:445-52.

13. Bhalla V, Fong CW, Chew SK et al. Changes in the levels of major cardiovascular risk factors in the multi-ethnic population in Singapore after 12 years of a national non communicable disease intervention programme. Singapore Medical J 2006 ; 47:841-50.

14. Dowse GK, Gareeboo H, Alberti KG et al. Changes in population cholesterol concentrations and other cardiovascular risk fator levels after five years of the non -communicable disease intervention programme in

Mauritius. British Medical J 1995 ; 311:1255-59.

15.Joshi R, Chowdhury CK, Raju PK et al. Doenças cardiovasculares fatais e não fatais e utilização de terapêuticas para prevenção secundária numa região rural da Índia. Circulation 2009; 119: 195055.

16.Gupta R, Joshi P, Mohan V, et al. Epidemiology and causation of coronary heart disease and stroke in India (Epidemiologia e causas da doença coronária e do acidente vascular cerebral na Índia). Heart 2008; 94: 16-26.

17.Ghaffar A, Reddy KS, Singhi M. Burden of non- communicable diseases in south Asia (Peso das doenças não transmissíveis no sul da Ásia). British Medical J 2004; 328: 807-10.

18.Washir HS, Ramchandran P, Nath LM. Prevalência de hipertensão numa comunidade urbana fechada. Indian Heart J 1984; 36 :250-253.

19.Kalavathy MC, Thankppan KR, Sarma PS et al. Prevalência, sensibilização, tratamento e controlo da hipertensão numa amostra comunitária de idosos em Kerala, Índia. National Medical J India 2000;13:9-15.

20.Chopra RN, Chopra G S. Um estudo da tensão arterial normal em indianos. Indian Medical J 1942; 77:21-22.

21.Whelton PK. Epidemiologia da hipertensão. Lancet 1994; 344:101-106.

22.Dikshit R, Gupta P, Kumar R et al. Mortalidade por cancro na Índia. Lancet 2012; 379:1807-1816

23.Walia R, Bhansali A, Ravikiran M et al. Elevada prevalência de factores de risco cardiovascular em indianos asiáticos: Um inquérito comunitário - Chandigarh Urban Diabetes Study. Indian J Med Res fevereiro de 2014; 139: 252-259.

24.Bhatia SPS, Gupta A K, Thakur J S et al. Trends of cause-specific mortality in UT Chandigarh. Indian J Community Med. 2008; 33(1):60-61.

25.Anand K, Shah B, Gupta V, Khaparde K et al. *Risk factors* for *non-communicable disease* in *urban Haryana:* a study using the STEPS approach. Indian Heart J 2008;60: 9-18

26.Jeevan H, Rohit M, Das R, *Thakur* J S et al. Prevenção e controlo das doenças cardiovasculares. Global Heart J 2010;4:193-99

27.Kumar K. S. K e B. Viswanathan. "Changing structure of income indoor air pollution relationship in India" [Estrutura de mudança da relação entre rendimento e poluição do ar interior na Índia]. Energy Policy 2007; 35:5496-5504.

28.Organização Mundial de Saúde. Prevention of Cardiovascular Disease- Guidelines for assessment and management of cardiovascular risk. Genebra, 2007.

29.Organização Mundial de Saúde. Prevention of Recurrent Heart attack and strokes in low and middle income populations (Prevenção de ataques cardíacos e AVC recorrentes em populações de baixo e médio rendimento). Recomendações baseadas em evidências para decisores políticos e profissionais de saúde. Genebra, 2007.

30.S.K. Jindal S K, Aggarwal A, Gupta D et al. A Multicentric Study on Epidemiology of Chronic Obstructive Pulmonary Disease and its Relationship with Tobacco Smoking and Environmental Tobacco Smoke Exposure (Estudo multicêntrico sobre a epidemiologia da doença pulmonar obstrutiva crónica e a sua relação com o tabagismo e a exposição ambiental ao fumo do tabaco). Indian J of Chest Dis 2006;48: 137-147.

31.Jindal SK, Gupta D, Aggarwal AN. Guidelines for management of chronic obstructive pulmonary disease in India: a guide for physicians (2003). Indian J Chest Dis Allied Sci 2004; 46:137-93.

32.Dikshit R, Gupta P, Gajalaxmi et al. Cancer mortality in India: a nationally representative survey (Mortalidade por cancro na Índia: um inquérito representativo a nível nacional). The Lancet 2012; 379: 1807-16

33.Thakur J S, Pala S, Sharma Y et al. Integrated non-communicable disease control program in a Northern part of India: Lessons from a demonstration project in low resource settings of a

país em desenvolvimento. Prevenção e Controlo das DCV 2010; 4:193-199.

34.Anand K, Shah B, Gupta V et al. Risk factors for non-communicable disease in urban Haryana: a study using the STEPS approach. Indian Heart J 2008; 60 :9-18.

35.Sengupta P, Benjamin S e Benjamin P. Algumas observações sobre a diabetes mellitus em Ludhiana, Punjab. Jornal Indiano de Saúde Pública 2010; 54: 46-47

36.Walia R, Bhansali A, Ravikumar P et al. Elevada prevalência de factores de risco cardiovascular em indianos asiáticos: um inquérito comunitário - Chandigarh Urban Diabetes Study (CUDS). Indian J Med Res 2014; 139: 252-9.

37.Documento de trabalho 58/2011 Household Level Pollution in India: Padrões e Projeção Kavikumar K, Viswanathan B.

38.Murray CJL, Lopez AD. Evidence based health policy lessons from the Global Burden of Disease Study. Science 1996; 274: 740-3.

39.NPCDCS: Ficha de informação mensal: 2014-15 (Haryana)

40.NPCDCS: Ficha de informação mensal: 2014-15 (Punjab)

41.NFHS-3 (2005-6)

42.GATS-INDIA(2009-10)

Anexos

Anexo -1

Guia de entrevista para o responsável pelo programa estatal para as doenças não transmissíveis	
Introdução Chave Componentes: • Obrigado • O seu nome • Objetivo • Confidencialidade • Duração • Como será conduzida a entrevista • Oportunidade para perguntas • Assinatura de consentimento	Quero agradecer-vos por terem tido tempo para se encontrarem comigo hoje. Sou o Dr. Sudip Bhattacharya e estou a fazer uma investigação sobre o tema "Implementação do quadro de monitorização global das doenças não transmissíveis em Punjab, Haryana e Chandigarh" - Um estudo de viabilidade. No âmbito da minha investigação, vou realizar entrevistas com os responsáveis pelos programas estatais (DNT) e fazer-lhes algumas perguntas. Os objectivos do meu estudo são analisar o quadro de monitorização existente para as doenças não transmissíveis, identificar possíveis fontes de dados, recolher dados secundários sobre as doenças não transmissíveis e avaliar a fiabilidade da recolha de dados sobre as práticas de ingestão de sal pelo pessoal dos cuidados de saúde de rotina. Gostaria de falar convosco sobre as vossas experiências enquanto responsáveis pelos programas nacionais de luta contra as doenças não transmissíveis no que respeita à aplicação do quadro de monitorização global das doenças não transmissíveis na vossa região. A entrevista deve durar menos de uma hora. Vou gravar a sessão porque não quero perder nenhum dos vossos comentários. Embora vá tomar algumas notas durante a sessão, não consigo escrever com a rapidez necessária para o fazer. Como estamos a gravar, não se esqueçam de falar alto para que não percamos os vossos comentários. Todas as respostas serão mantidas confidenciais. Isto significa que as suas respostas à entrevista só serão partilhadas com o meu orientador (Dr. J.S.Thakur) e que asseguraremos que qualquer informação que incluamos no nosso relatório não o identifique como inquirido. Lembre-se de que não é obrigado a falar sobre nada que não queira e que pode terminar a entrevista em qualquer altura. Há alguma dúvida sobre o que acabei de explicar? Está disposto a participar nesta entrevista? Entrevistado Data

Perguntas

• Não mais de 15 perguntas abertas • Perguntar aos factos antes da opinião • Utilizar as sondas conforme necessário	**1. Quadro de monitorização existente e objectivos e indicadores globais para a monitorização das DNT** 1.1. Qual é o quadro de acompanhamento do NPCDCS? Resposta 1.2 Tem conhecimento dos objectivos e indicadores propostos pela OMS para as doenças não transmissíveis para o ano 2025? Resposta: Sim/Não; em caso afirmativo, especificar. 1.3 Com este quadro de monitorização existente da NPCDCS, conseguiremos atingir os objectivos e indicadores globais definidos pela OMS para o ano 2025? Ans : 1.4 Quais são os dados que estão a ser recolhidos para monitorização no âmbito do NPCDCS? (Mortalidade prematura por DNT, álcool, ingestão de gorduras, obesidade, inatividade física, aumento da pressão arterial, aumento do colesterol, ingestão de sal/sódio, tabaco, terapia medicamentosa para prevenir ataques cardíacos e acidentes vasculares cerebrais, medicamentos essenciais para as DNT e tecnologias de base para tratar as principais DNT) Resposta 1.5Que *estratégias* adicionais *(por exemplo,* avaliação do estabelecimento e processo de melhoria da qualidade, outras), *intervenções (*formação *inicial para o* reforço do estabelecimento, formação de supervisores do estabelecimento, formação de pessoal de proximidade, prestadores de serviços, mobilização da comunidade e das partes interessadas, outras) e *também* devem ser utilizadas para a implementação do quadro de monitorização das DNTs para o ano 2025 (ferramenta de avaliação do estabelecimento, currículos, etc.)? Por favor, enumere? Ans : 1.6Que estratégias, intervenções, ferramentas, etc., utilizaria para recomenda que seja sustentado e/ou alargado? Queira justificar a sua resposta. Ans : 1.7Quais foram as barreiras que encontrou, se é que as encontrou? Rotatividade do pessoal? Falta de apoio fundamental? Falta de assistência técnica? Ans : 1.8Como é que ultrapassou o(s) obstáculo(s)? Ans : 1.9Que efeito, se algum, sente que o programa NCPCDS teve na comunidade em que

	trabalha? Aumento do uso de serviços pela população de meia-idade em relação às DNTs? Aumento do conhecimento sobre as DNTs? Alterações a efetuar na(s) clínica(s) mais favoráveis aos doentes com DNT? Ans : 1.10 Que recomendações tem para futuros esforços no sentido de cumprir os objectivos e indicadores das DNT? Ans : **2. Fontes de dados** 2.1. Quais são as fontes de dados para os seguintes objectivos e indicadores das DNT? Resp. 2.2. Considera que os dados são adequados? Resp-Sim/Não 2.3 Se não, porquê? Resp. 2.4 Quais são as fontes adicionais de dados noutros sectores? Ans : 2.5 Como podem ser obtidos dados de outros sectores que são necessários para cumprir os objectivos e indicadores relativos às DNT? Ans

Encerramento **Componentes-chave:** - Observações adicionais - Próximas etapas - Obrigado	Há mais alguma coisa que gostaria de acrescentar? Analisarei as informações que me forneceu e apresentarei um projeto de relatório à organização dentro de um mês. Terei todo o gosto em enviar-lhe uma cópia para análise nessa altura, se estiver interessado. Obrigado pelo vosso tempo.

Anexo -2

Desempenho individual

Nome Idade Sexo Formação académica Profissão

Rendimento familiar

Problemas de saúde					Duração (anos)	Se está a fazer tratamento (S/N)	Adesão ao tratamento no último mês (regular/irregular)
HTN	DM	DCV	DPOC	CÂNCER			

Instrumento STEPS da OMS - Dieta: Conhecimento, atitude e comportamento em relação ao sal da dieta

PERGUNTA	RESPOSTA	PONTUAÇÃO
1. Com que frequência adiciona sal aos alimentos antes de os comer ou enquanto os come?	Sempre Frequentemente Por vezes Raramente Nunca Não sei	1 2 3 4 5 6
2. Com que frequência se adiciona sal na cozinha ou na preparação dos alimentos em sua casa?	Sempre Frequentemente Por vezes Raramente Nunca Não sei	1 2 3 4 5 6
3. Com que frequência consome alimentos processados com elevado teor de sal, tais como picles e chutneys?	Sempre Frequentemente Por vezes Raramente Nunca Não sei	1 2 3 4 5 6
4. Qual é a quantidade de sal que pensa que consome?	Demasiado Demasiado quantidade certa demasiado pouco demasiado pouco não sei	1 2 3 4 5 6
5. Achas que demasiado sal na tua alimentação pode causar um problema de saúde grave?	Sim Não Não sei	1 2 3

6. Em que medida é importante para si reduzir o sal na sua alimentação?	Muito importante Um pouco importante De modo algum Não sei	1 2 3 4 5
7. Faz alguma das seguintes acções regularmente para controlar o seu consumo de sal?		
Evitar o consumo de alimentos processados.	Sim Não	1 2
Verificar os níveis de sal nos alimentos	Sim Não	1 2
Comer refeições sem adição de sal na mesa.	Sim Não	1 2
Comprar sais com baixo teor de sódio.	Sim Não	1 2
Refeições cozinhadas sem adição de sal	Sim Não	1 2
Utilizar outras especiarias para além do sal quando cozinhar	Sim Não	1 2
Evitar comer fora	Sim Não	1 2
Outros		

ANEXO 3

FORMULÁRIO DE CONSENTIMENTO INFORMADO PARA A PARTICIPAÇÃO DOS MEMBROS DA COMUNIDADE NA ENTREVISTA

Nome do investigador: Dr. Sudip Bhattacharya.

Nome da instituição: Instituto de Pós-Graduação em Educação e Investigação Médica, Chandigarh.

Sou o Dr. Sudip Bhattacharya e estou a fazer uma investigação sobre o tema "Implementação do quadro de monitorização global das doenças não transmissíveis em Punjab, Haryana e Chandigarh" - um estudo de viabilidade. Os objectivos do meu estudo consistem em analisar o quadro de monitorização existente para as doenças não transmissíveis, identificar possíveis fontes de dados, recolher dados secundários sobre as doenças não transmissíveis e avaliar a fiabilidade da recolha de dados sobre as práticas de ingestão de sal pelo pessoal de saúde de rotina. Na minha investigação, vou realizar entrevistas com os membros da comunidade e fazer-lhes algumas perguntas. A informação registada é confidencial e ninguém, exceto eu, terá acesso a ela. Não haverá qualquer benefício imediato e direto para si, mas é provável que a sua participação nos ajude a descobrir o seu padrão de consumo de sal e a sugerir se está a ingerir a quantidade certa de sal para a sua saúde ou não. Pode optar por não participar neste estudo. Pode deixar de participar na discussão/entrevista em qualquer altura que deseje.

Li/ouvi as informações sobre o objetivo e o processo da entrevista. Estou convencido(a) da confidencialidade das informações. Dou o meu consentimento voluntário para participar neste estudo e compreendo que tenho o direito de me retirar do estudo em qualquer altura.

Nome:

Assinatura ______________________________________ Data ________________

ANEXO 4

FORMULÁRIO DE CONSENTIMENTO INFORMADO PARA A PARTICIPAÇÃO DOS DIRECTORES DE PROGRAMAS ESTADUAIS (DND) NA ENTREVISTA

Nome do investigador: Dr. Sudip Bhattacharya.

Nome da instituição: Instituto de Pós-Graduação em Educação e Investigação Médica, Chandigarh.

Sou o Dr. Sudip Bhattacharya e estou a fazer uma investigação sobre o tema "Implementação do quadro de monitorização global das doenças não transmissíveis em Punjab, Haryana e Chandigarh" - Um estudo de viabilidade. No âmbito da minha investigação, vou realizar entrevistas com os responsáveis pelos programas estatais (DNT) e fazer-lhes algumas perguntas. Os objectivos do meu estudo são analisar o quadro de monitorização existente para as doenças não transmissíveis, identificar possíveis fontes de dados, recolher dados secundários sobre as doenças não transmissíveis e avaliar a fiabilidade da recolha de dados sobre as práticas de ingestão de sal pelo pessoal dos cuidados de saúde de rotina. As informações registadas são confidenciais e ninguém, exceto eu, terá acesso a elas. Não haverá qualquer benefício imediato ou direto para si, mas é provável que a sua participação nos ajude a descobrir os constrangimentos da implementação do quadro de monitorização das DNT. Pode optar por não participar neste estudo. Pode deixar de participar no debate/entrevista em qualquer altura que deseje.

Li/ouvi as informações sobre o objetivo e o processo da entrevista. Estou convencido(a) da confidencialidade das informações. Dou o meu consentimento voluntário para participar neste estudo e compreendo que tenho o direito de me retirar do estudo em qualquer altura.

Nome:

Assinatura ______________________________ Data ________________

Anexo -5

Questionário de avaliação pré-pós para os profissionais de saúde da U.H.T.C (Indira Colony) PGIMER, Chandigarh

(Assinalar uma única opção)

Tempo previsto - 15 minutos   Data

Nome do prestador de cuidados de saúde-

1. NCD significa

Resp: (a) Doença não transmissível, (b) Doença não controlável, (c) Ambas (d) Nenhuma

2. As doenças não transmissíveis podem ser transmitidas de pessoa para pessoa em determinadas condições?

Resp(a) Sim, (b) Não, (c) Talvez (d) Não sei

3. O que é uma doença não transmissível (DNT)?

Resp: (a) Pneumonia, (b) Carcinoma do pulmão, (c) Tuberculose do pulmão, (d) Lepra

4. Qual destas doenças é conhecida como um assassino silencioso?

Resp :(a) Lepra (b) Diabetes, (c) Tuberculose (d) Infecções do trato respiratório

5. Todos são factores de risco das doenças não transmissíveis, exceto?

Resp: (a) Obesidade (b) Consumir alimentos salgados (c) Fumar, (d) Exercício físico

6. A hipertensão geralmente significa

Resp: (a) Aumento da pressão arterial, (b) Aumento da pressão na câmara ocular, (c) Aumento da pressão abdominal, (d) Nenhum

7. Acima de que valor (mm de hg) podemos dizer que se trata de hipertensão?

Resp:(a) 135/85, (b) 140/90, (c)138/88,(d)137/87

8. A hipertensão pode danificar todos os órgãos, exceto...

Ans (a) Coração (b) Olhos, (c) Pele, (d) Rins

9. Que quantidade de sal devemos ingerir por dia?

Resp: (a) 5-7gm, (b) 7-10gm(c) <5gm,(d)10-15 gm

10.Os alimentos com elevado teor de sal são todos, exceto?

Resp: (a) Pickle, (b) Ketchup, (c) Batatas fritas (d) Vegetais verdes

11.Entre as medidas preventivas da hipertensão, qual é a mais rentável?

Ans (a) Tomar menos sal na dieta (b) Tomar medicação regular (c) Controlo regular da tensão arterial (d) Investigações laboratoriais regulares

12. Por que método é medida a ingestão de sal?

Resp: (a) Método do questionário, (b) Estimativa do sódio na urina (c) Estimativa do sódio no sangue (d) Por a e b ambos

13. Tratamento prolongado necessário em todos os casos, exceto

Ans (a) Diabetes, (b) Hipertensão, (c) Doença pulmonar obstrutiva crónica, (d) Pneumonia

14. Acima de que valor de glicemia em jejum podemos dizer que se trata de diabetes (mg/dl)?

Resp. a) 110, b) 120, c) 100, d) 126

15. A diabetes pode danificar todos os órgãos, exceto

Resp: (a) Rim, (b) Olho, (c) Pé (d) Pulmão

16. O principal fator de risco para a doença pulmonar obstrutiva crónica é

Resp: (a) Fumar (b) Ingerir alimentos salgados, (c) Ingerir alimentos oleosos, (d) Ingerir guthka

17. Cancro mais comum nas mulheres (Índia)-

Resp: (a) Cancro do colo do útero, (b) Cancro da mama, (c) Cancro do pulmão (d) Cancro da pele

18. As coisas comuns relativas às doenças não transmissíveis são todas, exceto -

Resp: (a) Partilham factores de risco comuns, (b) Mantêm-se em silêncio durante muito tempo, (c) Os factores de risco podem ser modificáveis ou não modificáveis (d) Apenas o tratamento será útil

19. Podemos prevenir ou controlar as doenças não transmissíveis?

Resp: (a) Sim, (b) Não (c) Pode ser (d) Não sei

20. Em caso afirmativo, como?

Resp: (a) Redução dos factores de risco, (b) Praticar estilos de vida saudáveis, (c) Prevenir complicações (d) Todas são verdadeiras

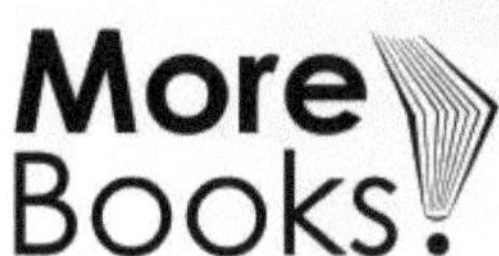

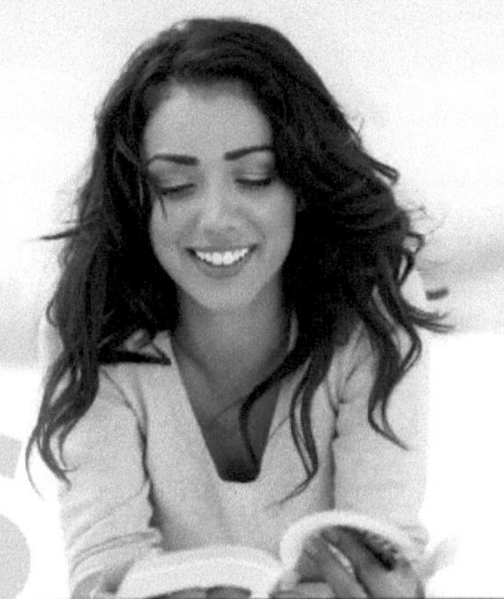

I want morebooks!

Buy your books fast and straightforward online - at one of world's fastest growing online book stores! Environmentally sound due to Print-on-Demand technologies.

Buy your books online at
www.morebooks.shop

Compre os seus livros mais rápido e diretamente na internet, em uma das livrarias on-line com o maior crescimento no mundo! Produção que protege o meio ambiente através das tecnologias de impressão sob demanda.

Compre os seus livros on-line em
www.morebooks.shop

info@omniscriptum.com
www.omniscriptum.com

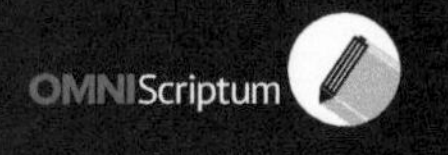

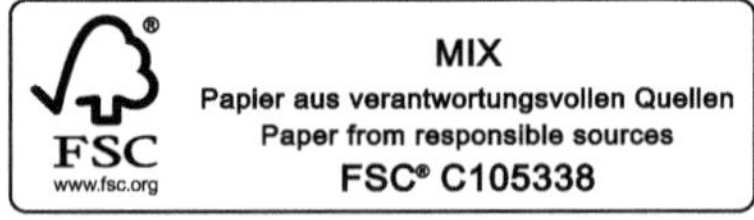

Printed by Books on Demand GmbH, Norderstedt / Germany